AF389871

LES
NOMS ARABES DANS SÉRAPION

« LIBER DE SIMPLICI MEDICINA »

ESSAI

DE RESTITUTION ET D'IDENTIFICATION

DE

NOMS ARABES DE MÉDICAMENTS

USITÉS AU MOYEN AGE

LES
NOMS ARABES DANS SÉRAPION

« LIBER DE SIMPLICI MEDICINA »

ESSAI
DE CONSTITUTION ET D'IDENTIFICATION

DE

NOMS ARABES DE MÉDICAMENTS

USITÉS AU MOYEN ÂGE

PAR

LE D" PIERRE GUIGUES

PROFESSEUR À LA FACULTÉ FRANÇAISE DE MÉDECINE ET DE PHARMACIE
DE BEYROUTH (SYRIE)
MEMBRE DE LA SOCIÉTÉ ASIATIQUE DE PARIS

EXTRAIT DU JOURNAL ASIATIQUE

PARIS
IMPRIMERIE NATIONALE

MDCCCCV

LES
NOMS ARABES DANS SÉRAPION,

« LIBER DE SIMPLICI MEDICINA ».

ESSAI

DE RESTITUTION ET D'IDENTIFICATION

DE

NOMS ARABES DE MÉDICAMENTS
USITÉS AU MOYEN ÂGE.

AVANT-PROPOS.

Lorsque, au xiᵉ siècle, grâce à l'École de Salerne et à Constantin l'Africain, les ouvrages des médecins arabes parurent en Occident, ils prirent immédiatement une place prépondérante et durable. En pharmacie surtout, si l'on s'en rapporte à Saladin d'Ascoli qui vivait quatre siècles plus tard, leur influence fut considérable et ne fit que grandir. Dans son *Compendium aromatariorum* [1] il donne en effet la liste des

---

[1] Édité à la suite des œuvres de Mésué, Venise, 1561.

six traités qui doivent composer la bibliothèque de tout apothicaire :

Deuxième livre des Canons d'Avicenne (xiᵉ siècle);
Simples de Sérapion (xiiiᵉ siècle?);
Synonymes de Simon de Gênes (xiiiᵉ siècle);
Liber servitoris d'Abulcasis (xᵉ siècle);
Grabadin de Jean Mésué (xiᵉ siècle);
Antidotaire de Nicolas (xiiᵉ siècle);

On voit que, parmi ces auteurs, c'est l'élément arabe qui domine, puisque, même en refusant à la rédaction de l'Antidotaire de Nicolas toute influence arabe, ce dont je doute encore, il n'en reste pas moins quatre traités d'origine purement arabe.

En médecine leur influence ne fut pas moindre, et je n'en donnerai pour preuve que cette foule de traductions qui se publièrent jusqu'au xviiᵉ siècle, et même, à la fin du xviᵉ, l'impression à Rome du texte arabe des Canons d'Avicenne (1593).

Un des ouvrages cités plus haut a servi de base à mon travail : la traduction latine du Livre des Simples de Sérapion, *Liber de simplici medicina*, faite par Simon de Gênes et Abraham le Juif, et imprimée à Venise en 1497, in-folio, caractères gothiques. Ce volume contient, en outre, le *Circa instans* et le *Practica* de Platearius et le *Breviarium* de Sérapion l'ancien (ixᵉ siècle).

Dans un travail que je faisais ces années dernières [1],

---

[1] Le « Livre de l'art du traitement » de Najm ad-dyn Mahmoud.

j'avais eu à consulter fréquemment les traités des deux Sérapion. A chaque instant je m'étais heurté aux altérations subies par les noms arabes des drogues, et avais eu à résoudre le problème de leur reconstitution. Cette recherche n'était pourtant pas dépourvue de charme, et j'avais cru intéressant de citer, dans un des glossaires qui accompagnent mon travail, quelques exemples de ces altérations. Dès ce moment je me proposai de revenir sur ces premiers essais et de compléter l'étude que je ne faisais qu'ébaucher alors : ce sont les résultats de mes recherches que je publie aujourd'hui.

Je ne m'étendrai pas sur la biographie de Sérapion le jeune, car tout ce qu'on en peut dire ne repose que sur des suppositions. Ce qui paraît certain, c'est qu'il faut séparer Sérapion l'ancien, l'auteur du *Breviarium*, de Sérapion le jeune, l'auteur du *Liber de simplici medicina*.

Sprengel[1] place Sérapion le jeune à la fin du xe siècle, à cause des citations qu'il fait d'Eben Guefit (Ibn Ouafid). Leclerc[2] plaçant Eben Guefit au xie siècle est donc amené à reculer l'époque à laquelle vivait Sérapion; mais en outre, à cause d'une citation de *Hahamed eben ririfas* (C. 396) qu'il identifie avec le naturaliste Tifachy (Ahmed ben Yousouf) lequel vivait au milieu du xiiie siècle, il propose la fin du xiiie siècle. Pourtant, comme nous trouvons Sérapion cité plusieurs fois par Ibn al-Baïtâr (en par-

[1] *Histoire de la médecine*, t. II, p. 323.
[2] *Histoire de la médecine*, t. II, p. 153.

ticulier à l'article 1058, *Grenade*) et que ce dernier composa ses ouvrages entre 1219, date de son départ pour l'Egypte et 1248 date de sa mort, il faut bien admettre que Sérapion lui est antérieur, ce qui nous ramènerait à la fin du XIIe. Je ne serais d'ailleurs pas éloigné de croire qu'Ibn al-Baïtâr ait pris le travail de Sérapion comme canevas, tellement il y a de similitudes, de concordances même parfois, entre les articles des deux écrivains; je me hâte d'ajouter, toutefois, que cette similitude est un peu forcée, puisqu'il s'agit de deux compilations. La question est d'ailleurs secondaire pour le moment; ce qu'il faut retenir simplement, c'est l'importance que prit en Occident l'ouvrage de Sérapion.

Cette importance n'est pourtant pas due à une originalité propre, à une valeur intrinsèque; loin de là. L'ouvrage de Sérapion est de beaucoup inférieur aux *Simples* d'Ibn al-Baïtâr et au *Tadkira* de Daoud al-Antaky, mais il eut l'immense avantage d'être traduit et par conséquent connu, alors que les deux autres restaient dans l'ombre. Les *Simples* de Sérapion ne sont qu'une compilation et il est très rare d'y voir l'auteur parler en son nom.

Leclerc signale déjà la barbarie de la traduction qu'il attribue au procédé d'exécution à deux, c'est-à-dire au passage de l'arabe à l'hébreu puis au latin, et les énormités de la transcription. Mais ce n'est pas tout : aux erreurs de prononciation s'ajoutent les fautes des copistes et des imprimeurs, et les noms arabes, passant par toutes ces altérations successives, deviennent parfois absolument méconnaissables. Le lecteur en jugera d'ailleurs lui-même.

L'ouvrage de Sérapion servit en partie de base à un Dictionnaire de matière médicale, composé en 1317 par Mattheus Sylvaticus, médecin de Robert roi de Sicile, et connu sous le nom de *Pandectes*. Ici tout dépasse ce qu'on peut imaginer et les erreurs de transcription sont réellement innombrables : en voici deux spécimens, pris au hasard, et facilement reconnaissables : *albehikil* (habb al-qilqil) et *aleçereascen* (fâchyrchyn). Mais, si étrange que cela paraisse à première vue, il arrive pourtant que sur les nombreuses façons dont un même mot est écrit, on en trouve parfois un écrit correctement. J'avoue, toutefois, qu'il faut avoir une certaine habitude pour se reconnaître dans l'ouvrage de M. Sylvaticus. Dans les glossaires cités plus haut j'avais aussi donné quelques exemples des noms arabes des *Pandectes*.

Dans le travail actuel je me suis borné aux seuls noms arabes (arabe vrai et d'origine persane bien entendu), laissant de côté tous les noms grecs sauf de rares exceptions, lorsque, par exemple, le mot

On pourrait encore faire cette objection à l'hypothèse que Sérapion vivait à la fin du XIIIᵉ siècle : comment aurait-il été possible, à une époque où la diffusion des ouvrages ne devait pas être rapide, puisqu'il s'agissait de copies manuscrites, qu'en vingt-cinq ans environ un ouvrage composé en Orient fût parvenu en Occident, traduit et devenu déjà assez célèbre pour être pris comme guide et cité comme autorité au même titre que Galien et Dioscoride? Ajoutons que Simon de Gênes, le traducteur, vivait lui-même à la fin du XIIIᵉ siècle (il fut nommé chanoine en 1288).

avait été arabisé et modifié. Pour chaque nom de simple, dans un commentaire aussi bref que possible, j'ai donné l'identification probable. Le problème était difficile et en voici une raison : l'ouvrage de Sérapion est par chapitres dont le titre principal est le nom de la substance en arabe, et dont le corps n'est qu'une compilation de Galien, Dioscoride, et de médecins arabes. Or, très souvent, le simple de Galien n'est pas celui dont parle Dioscoride, pas plus que celui des médecins arabes. En outre, Sérapion donne parfois comme synonymes des noms qui n'en sont pas; par exemple, on lit que *bâdarinjouya* بادرنجوية, *tourounjân* ترنجان et *marmâkhoûr* مرماخور sont synonymes, alors que les deux premiers semblent s'appliquer à la Mélisse, *Melissa officinalis* L., et le troisième à l'*Origanum Maru* L. Tout cela compliquait singulièrement le problème; je n'ai pas la prétention d'apporter une solution complète, j'ai seulement voulu jeter un peu de lumière, heureux si mes efforts ne sont pas tout à fait vains.

Parmi les causes d'erreur inhérentes à la langue elle-même, Leclerc a déjà signalé l'influence de l'espagnol qui se traduit par l'emploi de *x* pour rendre le *chyn* ش; c'est ainsi que nous trouvons *xebeth* pour *chebeth* (chibis̱), *xaier* pour *chaier* (chajar), etc. Une autre faute est due à une prononciation vicieuse, et ici je ferai un rapprochement avec ce que nous voyons de nos jours : en Syrie, et en particulier à Beyrouth, la lettre ق *q*, *quaf*, ne se prononce plus; dans les écoles on la fait appeler *haf;* c'est presque une aspiration. Le même défaut devait se retrouver chez les traducteurs, car nous voyons *qaçab* écrit *hasab*, *'aqrab* = *harrab*, *qorn* = *horn*, etc.

Le système de transcription des traducteurs de Sérapion n'a rien de bien fixe; pourtant, d'une façon générale on peut voir la règle suivante : ث, *θ* des Grecs, est transcrit *th*; ح, ع, ه *h*; ض *dh*; د, ذ *d*; چ *ch*; غ *g*. C'était un système simplifié et je ferai de même ici. Comme chaque nom est écrit à la fois en caractères arabes et latins, il est inutile compliquer la transcription par trop de lettres spéciales. Je rendrai donc ح et ه par *h*, ع par ʻ, ت et ط par *t*, د, ض et même ذ (qui dans la pratique se confond avec د) par *d*, ز et ظ par *z*; je ne prendrai qu'une lettre accentuée ṣ pour désigner ث et deux lettres doubles *kh* pour خ et *gh* pour غ.

L'adoption de ce système simplifié n'est pas une critique des autres; je suis au contraire partisan de la transcription de chaque lettre par un signe particulier, lettre accentuée ou double : mais, je le répète, dans le cas présent, étant donnés d'une part la présence du mot arabe lui-même, et d'autre part le peu de précision de la transcription de Sérapion, la rigueur du système était superflue et même nuisible; le mode adopté aura l'avantage, pour ceux qui ne connaissent pas l'écriture arabe, de faciliter la comparaison avec la transcription de Sérapion.

Nous avons vu jusqu'ici les causes d'erreur imputables au langage : il faut signaler celles dues aux copistes, puis aux imprimeurs. C'est ainsi, pour ne

signaler que les fautes courantes, qu'on voit trans-
former *u* en *a*, *n*, *ri*; *t* en *c*, *r*, *i*; *h* en *b*, *li*, *ti*; *m* en
ni, *in*, etc. et *vice-versa*; l'oubli de la cédille trans-
forme *ç* (*z*) en *c*. Ces fautes sont très compréhensibles
dans les ouvrages imprimés en gothique comme
l'édition qui m'a servi.

J'ai adopté l'ordre alphabétique pour le classe-
ment des noms, au lieu de garder celui des chapitres
de Sérapion; cet ordre a l'avantage de faciliter les
recherches; j'ai pour la même raison séparé *ç* de *z*.
Cette méthode a eu pour conséquence forcée, afin
d'éviter les redites, l'usage de renvois toujours un
peu ennuyeux pour le lecteur; je n'ai pu m'en dis-
penser. Deux index sommaires, arabe et français,
permettent de se reporter au nom de Sérapion.

Je terminerai ces explications préliminaires, déjà
trop longues, en priant le lecteur de m'accorder
toute son indulgence.

NOMS CLASSÉS ALPHABÉTIQUEMENT.

1. ABANUS, ébène, *abnoûs* أَبنُوس. — Bois recherché à cause de sa dureté et de sa couleur noire;
il est fourni par le Diospyros melanoxylon ROXB.
qui pousse dans l'Inde, et le D. reticulata WILLD. qui
pousse à Maurice et à Madagascar.

2. ABEL, sabine, *abhal* أَبهَل. — Juniperus Sa-
bina L., βράθυ de Dioscoride. Autrefois on distinguait la Sabine femelle à feuilles de tamaris de la
Sabine mâle à feuilles de cyprès; c'est en réalité le

même arbre. La Sabine à fruits rouges est le J. phœnicea L., encore employé, concurremment avec le J. thurifera L., var. gallica, pour frauder la Sabine vraie (*Bull. sc. pharmac.*, févr. 1902 : P. Guigues, « Une forêt de Sabine », Perrot et Mongin, « A propos de la Sabine »).

3. Abo, asphodèle, *abouja* أبوجا. — Voir le n° 80.

4. Abrung, inconnu, *biranj* برنج. — Appelé encore *birank*, *bourinj*. Nom d'une graine inconnue qui venait de Chine; on en a fait la jusquiame blanche, l'erysimum, la noix de coco, le riz, etc. Dans l'ouvrage de M. Sylvaticus, on trouve les variantes : « Berengi id est serapinum; beringi id est iusquiamus albus; boringi vel borangi est quodam semen quod venit de sceni et est amarum, et latino vocatum tortella; berongi, erucha geratina vel tortella. »

5. Açarcon, minium, *zarqoûn* زَرقون. — Voir le n° 42.

6. Achachie, acacia, *aqâqyá* أقاقيا. — Extrait de fruits cueillis avant maturité du Mimosa nilotica L., (Acacia vera Willd.), arbre qui produit la gomme arabique. Cet arbre portait le nom de سنت *sant*, le fruit celui de قرظ *qarâz*. L'acacia, rare dans le commerce, était remplacé par un extrait de fruits et de branches du Prunus spinosa L. (Abulcasis, *Liber servitoris*). Cette préparation nommée Acacia nostras était remplacée à son tour par un extrait de tamarin

et de sumac (*Guidon des apoth.*, p. 478). Sébastien
Colin, dans sa virulente attaque contre les apothicaires (p. 61), s'élève contre cette substitution de
l'Acacia nostras au vrai.

7. ACHUEN, matricaire, *ouqhouán* اُقْحُوَان. — Ma-
tricaria Chamomilla L., employée à la place de la
camomille vraie, Anthemis nobilis L. Voir le n° 144.

8. ACSIN, convolvulus, *aqsayán* اَقْسَيَان. — Ce
nom s'applique d'une façon générale aux Convolvulus
et aux plantes grimpantes. Le nom vulgaire des
liserons ou volubilis, Ipomæa purpurea LAM., est
لَفْلَافَة *laflâfa* et *mdaïda* مديدة.

9. ADCHER, schoenanthe, *idkhir* إِذْخِر. — Andropogon Schoenanthus L. de la famille des Graminées.
On employait les fleurs et les tiges munies de feuilles
qui arrivaient dans le commerce préalablement sé-
parées. De nos jours, l'Andropogon Schoenanthus,
Lemon grass des Anglais, sert à préparer dans l'Inde
une huile essentielle appelée essence de Palmarosa
ou de géranium des Indes ou de Turquie; il ne faut
pas confondre cette essence avec l'essence de géranium vrai ou pelargonium, préparée surtout en
Algérie.

10. ADHAL, lotus, *dâl* ضال. — Voir le n° 427.

11. ADHAYA, saurien, *dabbâba* دَبَّابة. — Saurien
indéterminé; c'est le crocodile terrestre de Galien.

Une autre origine possible du mot *adhaya* serait l'altération de ضَبّ *dabb*, au pluriel ضباب *dibâb*.

12. **Adlen**, pastel, *'izlim* عِظْلِم. — Voir le nᵒ 57.

13. **Aes**, myrte, *âs* آس. — Myrtus communis L. Il en existe deux variétés : une à fruits blancs cultivée dans les jardins et connue sous le nom de M. de Damas آس شامي *âs châmy*, et une variété à fruits noirs très commune au Liban. Les fruits de l'une et l'autre variété sont comestibles et appelés vulgairement حَنْبَلَس *hanbalâs*, corruption, sans doute, de حَبّ الآس *habb al-âs*.

14. **Affidegi**, céruse, *isfîdâj* إِسْفِيداج. — Carbonate de plomb. La céruse broyée à l'huile porte communément le nom de بويَة *bouyâ* qui s'applique aussi au cirage.

15. **Afri**, lotus, *'oufry* عُفري ou *'oubry* عُبري. — Voir le nᵒ 427.

16. **Agileuz**, noisette, *jillaouz* جِلَّوز. — Fruit du Corylus Avellana L.; porte plutôt le nom de بُنْدُق *boundouq*.

17. **Aitmad**, antimoine, *içmid* إِثْمِد. — Plutôt sulfure d'antimoine, stibine. Employé dès la plus haute antiquité comme collyre sec et comme fard : « Jezabel despinxit oculos suos stibio » (IV *Rois*, IX,

3o). Les Arabes l'emploient dans le même but sous le nom de *kouhl*. J'ai montré (*Bull. sc. pharmac.*, janv. 1902) qu'en Syrie et en Égypte le sulfure de plomb naturel ou galène remplaçait, à l'heure actuelle, la stibine; mais comme ce produit ne donne pas une poudre aussi noire que la stibine, on lui ajoute du noir de fumée; voici comment se prépare le kouhl à Beyrouth : on pulvérise finement la galène, puis on ajoute à la poudre le noir un peu gras obtenu en écrasant la flamme d'une lampe à huile avec une assiette. — Les collyres secs sont très employés en Orient; autrefois on distinguait le *kouhl* كُحل, le *baroûd* برود, le *daroûr* ذَرُور et le *chyâf* شياف; les trois premiers étaient en poudre, le quatrième en trochisque. Le *kouhl* s'appliquait avec un pinceau passé entre les paupières, ou avec le doigt sur la paupière retournée; le *baroûd*, destiné à combattre l'inflammation de l'œil, et le *daroûr* étaient insufflés; enfin le *chyâf*, comprenant à la fois des éléments solubles et insolubles dans l'eau, était frotté sur un fragment de poterie humecté d'eau, et on recueillait le liquide trouble formé; ce procédé est encore employé pour la *toutya* rouge. — Voir le n° 511.

18. AKET, luzerne, *qatt* قَتّ. — Medicago sativa L.; elle porte encore plusieurs noms : فِصْفِصة *fiçfiça*, إِسْبِسْت *isbist*, برسيم *birsîm;* ce dernier nom est celui du Trifolium alexandrinum L., en réalité. La luzerne fraîche et verte s'appelle رَطْبة *ratba,*

sèche قَتّ *qatt.* Clément-Mullet (*L. de l'Agric.,* t. II,
p. 126) dit, par erreur, que le *qatt* est la luzerne
fraîche.

19. ALBIBAS, staphysaigre, *habb ar-râs* حَبّ الرَّاس.
— Delphinium Staphisagria L.; porte le nom de
ميوزج *myouyzâj,* ميوفراج *myoufarâj,* زبيب الجبّل *zabyb
al-jabal* « raisin de montagne ». Le nom que lui
donne Sérapion signifie « graine de la tête », à cause
de son emploi contre les poux.

20. ALCHEF, cresson. — Ce mot peut être une
altération soit de *al-hourf,* soit de *al-çouffâ* (pour
al-çoufâ).

21. ALCOILELMELICH, mélilot, *iklyl al-malik* اكليل
الملك. — Melilotus officinalis Lam.; ce nom signifie
« couronne de roi »; Sprengel (*Hist. rei herb.,* t. II.
p. 267) en a fait le Trifolium indicum.

22. ALFASSASA, luzerne, *fiçfiça* فِصْفِصَة. — Voir
le nº 18.

23. ALGUASCAR, lézard, *ouazagh* وَزَغ. — Lézard
indéterminé, peut-être le Gecko de la famille des
Ascalabotes. Celui-ci porte le nom de حَرْدُون *har-
daoun,* ابو بُرَيص *abou bouraïç* « le père de la petite
lèpre », سام ابرص *sâm abraç* « venimeux roux ».

24. ALHADRA, terme de politesse, *hadra* حَضْرَة.
— Terme de politesse servant à désigner la personne
à qui l'on s'adresse ou de qui l'on parle. On pour-

rait, dans le cas présent, traduire par « le patient »,
puisqu'il s'agit d'un produit *élaboré* par le malade
lui-même.

25. ALKITRAN, goudron, *qitrân* قِطْرَان. — Voir
le n° 321.

26. ALNEGEM, dictame, *nyjl* نيجل. — Origanum
Dictamnus L.; voir le n° 367. Dans l'ouvrage d'Ibn
al-Baïtâr, ce nom s'applique au chiendent.

27. ALNIEGEM, *idem*.

28. ALPINALFACH, romarin, *iklyl an-nafasâ* اكليل
النَّفَسَا. — Rosmarinus officinalis L. — Voir le n° 528.

29. ALSCEBRAM, joubarbe. — Altération du mot
latin *illecebra*. — Voir le n° 67.

30. ALTHIT, asa fœtida, *hiltît* حلتيت. — Ferula
asa-fœtida HOPE. La plante porte le nom de أَنْجُدَان
anjoudân, la gomme-résine celui de حلتيت *hiltît*,
et la racine celui de مَحْرُوث *mahroûs*. De nos jours,
la gomme-résine est appelée vulgairement *abou kabyr*
en Égypte, et en Syrie حلتيت ومَلتيت *hiltît ou-
maltît*. La plante serait le σίλφιον de Dioscoride.

31. AMIRBERIS, épine-vinette, *amyrbârys* اميرباريس.
— On dit aussi أَنْبَرْبَارِيس *anbarbârys;* c'est le Berberis vulgaris L., mais la plante dont parle Dioscoride est l'aubépine, Crataegus Oxyacantha L.

32. Anas, prune, *ijjâç* إِجَّاص. — Prunus domestica L.; à Beyrouth, on donne à tort ce nom à la poire (n° 274), tandis que la prune porte le nom de خُوخ *khaoukh* qui, en réalité est celui de la pêche. On donne le nom de عُيون البَقَر *'ouyoun al-baqar* à une variété de prune noire et en même temps à une variété de gros raisins noirs. Le بُرقوق *bourqoûq* (vulgairement on dit *braqouq*) est une petite prune rose, ronde, très juteuse; une autre petite prune acide est le جِركَك *jiranak*.

33. Anazur, ammi, *nânkhaouah* نانْخَواه. — Voir le n° 390.

34. Andrachabara, joubarbe. — Altération d'un mot grec et d'un mot arabe : Ἀνδράχνη بَرّي *andrachné barry* « pourpier sauvage » (n° 67).

35. Aneisum, anis, *anísoûn* أَنِيسُون. — Pimpinella Anisum L.; l'anis est très employé comme condiment; il sert aussi à préparer une eau-de-vie aromatique nommée *'araq*, absorbée en quantités énormes et source de l'alcoolisme en Syrie.

36. Anpea, présure, *infaha* إِنْفَحَة. — La présure était le lait contenu dans l'estomac des jeunes animaux encore allaités par leur mère; celle de lièvre était particulièrement recherchée. De nos jours, on appelle « présure » une macération de la caillette de jeune ruminant dans l'eau distillée. Scientifiquement, la présure ou *lab-ferment* est une diastase coagulant le lait. Vulgairement la caillette s'appelle مَسْوَة *masoua* et مَجْبَنَة *majbanat* (de جُبْن *joubn* « fromage »).

37. Aniuden, feuille d'Asa, *anjoudán* أَنْجُدان. — Voir le n° 30.

38. Ansarot, sarcocolle, *anzaroút* أَنْزَرُوت. — Substance gommeuse secrétée par le Penaea Sarcocolla L. et le P. mucronata L.; elle se présente en grains demi-transparents, friables, de couleur jaune ou rouge, de saveur amère. A l'intérieur, c'est un purgatif dangereux; à l'extérieur, c'est un caustique employé autrefois pour ronger les végétations et amener la cicatrisation des chairs : de là son nom σάρξ-κόλλα.

39. Arneberri, lièvre, *arnab barry* أَرْنَب بَرّي. — Lepus timidus; sa présure était un antidote contre les poisons.

40. Arz, riz, *arouzz* أُرُزّ. — Oryza sativa L.; vulgairement on dit *rouzz*.

41. Asfengi Albahibi, éponge, *isfinj al-bahry* إِسْفِنْج البَحْري. — Spongia usitatissima et autres.

42. Asrengi, minium, *asranj* أَسْرَنْج. — Oxyde de plomb de couleur rouge obtenu par calcination de la céruse ou de la litharge; une variété de couleur plus claire porte le nom de « mine orange ». Le minium de Dioscoride était le cinabre ou sulfure de

mercure naturel. Le nom vulgaire du minium est
زرقون *zarqoân* ou *zaraqoân*.

43. Athel, tamarix, *açl* أثل. — Tamarix orientalis Forsk.; Daoud al Antaky dit que l'*açl* est une
variété à grande taille du *tarfa* (n° 493). En Égypte
on trouve les T. arboreæ, nilotica, articulata.

44. Athfar Atheb, ongles odorants, *azfâr at-tyb*
أظفار الطيب. —Appelés encore « blattes de Byzance »;
ce sont les opercules cornés d'une coquille, Strombus
lentiginosus. Leur nom vient de leur forme et de
l'odeur qu'ils dégagent en brûlant.

45. Athin, phascolus mungo, *aqtin* أقطِن. —
Phaseolus Mungo L.; ce légume, peu fameux, porte
le nom vulgaire de *mâch* مَاش. Le *mâch* est de la grosseur d'une graine de chénevis, comprimé à ses deux
extrémités, d'un jaune verdâtre tirant sur le gris; il
entre dans l'alimentation des classes pauvres et constitue un légume médiocre; un proverbe arabe dit : .
ماش احسن من لاش *mâch ahsan min lâch* « il vaut mieux
du *mâch* que rien ». Le *mâch* est connu dès la plus
haute antiquité. De nos jours, on l'emploie dans
l'Inde contre le béri-béri, sous le nom de *katjang-idjo*.

46. Atroj, citron, *outrouj* أُترُج. — On traduit
ordinairement *outrouj* par « citron », Citrus Limonum
Risso (Citrus medica *var. ß.* L.); ce serait plutôt
par cédrat, C. medica Risso, qu'il faudrait le faire.
De nos jours, les fruits des diverses aurantiacées

portent les noms vulgaires suivants : « citron », ليمون
laïmoûn, حامض *hamid*; « citron doux ou limon », Citrus Limetta Risso, ليمون حلوا *laïmoûn halou*; « orange
amère »; C. vulgaris Risso (C. aurantium *var.* amara
L.), ليمون سفار et ابو سفار *laïmoûn soufâr* et *abou soufâr*;
« orange douce » C. aurantium Risso, (C. aurant.
var. dulcis L.), بُرتُقان *bourtouqân* (Portugal?) et
بردُقان *bourdouqân*; la variété dite *mandarine* est le
« citron de Monsieur Joseph » ليمون يوسف إفندي *laïmoûn yousef effendi*; le cédrat est كبّاد *koubbâd*.

47. AXERAS, asphodèle, *syrâs* سيراس.—On trouve
dans Ibn al-Baïtâr la variante إشراس *ichrâs*, avec la
mention que la racine est employée par les cordonniers pour faire de la colle. La racine en question
(*sérâs*) arrive d'Alep; sa poudre donne immédiatement avec l'eau un mucilage épais; elle est fournie
non par une asphodèle, mais par des plantes voisines, Eremurus spectabilis M. Brst, ou Asphodeline
lutea Boiss., A. taurica M. Brst. — Voir le n° 80.

48. AXNEEH, mousse, *ouchna* أشنَة. — Nom générique des Mousses; dans le cas présent, peut-être
Parmelia perlata Esch.; le nom arabe a donné naissance au mot *usnée*.

49. BACHLA IAMENIA, épinard sauvage, *baqla al-
yamânya* بَقلة اليَمانية. — Chenopodium capitatum
L. ou C. Bonus Henricus L. — Voir le n° 145.

بقلة BÂKLE HANCHA, pourpier, *baqla al-hamqâ* بقلة الحمقا. — *Portulaca oleracea* L.; porte encore le nom de بقلة مباركة *baqla moubâraka* « légume béni »; vulgairement on l'appelle *baqla* et au Liban فرفحين *farfahin*; on en distingue deux variétés, une à feuilles larges بقلة جودية *baqla jodiya*, et l'autre à feuilles étroites بقلة برية *baqla barrya*.

51. BÂLADAR, anacarde, *balâdir* بلادر. — Fruit du Semecarpus Anacardium L. f., qu'il ne faut pas confondre avec l'Anacardium occidentale L, ou acajou, arbre de l'Amérique du Sud. Ce fruit qu'on retrouve encore à l'état sec dans les bazars arabes a la forme grossière d'un cœur de 2 à 3 centimètres de long. On l'écrit aussi بلادر.

52. BÂLACH, datte, *balah* بلح. — Datte verte. — Voir le n° 420.

53. BASAL AUZIR, bulbe inconnu, *baçal az-zyr* بصل الزير. — Bulbe comestible inconnu, qui porte encore le nom de بصل الذيب *baçal ad-dyb* « oignon de loup ».

54. BASIALRAHAGI, verge à pasteur, *'aça ar-ra'y* عصى الرعي. — Littéralement « canne du berger ». On trouve comme synonymie de cette plante : بطباط
bathbat (Daoüd al-Antaky), برشيان دارو *barchyân dârou*. Il s'agit du πολύγονον de Dioscoride. On a fait de l'espèce mâle une polygonacée, Polygonum avicu-

2.

lare L. ou renouée; c'est l'interprétation de Matthiole;
mais Leclerc s'élève contre elle et opine pour une
dipsacée, Cephalaria pilosa Schrad., notre Verge à
pasteur; Clément-Mullet y voit plutôt le Dipsacus
fullonum Miller, « chardon à foulon ». La description de l'espèce femelle correspond assez bien à un
Equisetum, et c'est ce que Fraas a admis; il y aurait
comme objection que cette plante est étudiée à part
chez Dioscoride et Sérapion. — Voir n° 151.

55. Basil, oignon, *baçal* بَصَل. — Allium Cepa
L., qui rentre avec les concombres pour une si
grande part dans l'alimentation des Orientaux. On
connaît les lamentations des Israélites : « in mentem
nobis veniunt cucumeres et pepones porrique et
caepe et allia » (*Nombres*, xi, 5).

56. Bassad, corail, *basad* بَسَد. — Corallium
rubrum.

57. Bat, canard, *batt* بَطّ. — Anas boschas, d'où
sont sorties toutes les variétés domestiques.

58. Bathecha, melon, *battykh* بَطِّيخ. — Je réu-
nirai ici la synonymie de toutes les cucurbitacées.
Chez Sérapion, on trouve : بطيخ *battykh* « le melon »,
قِثَّا *qiṣṣâ* « le concombre », كوسى et قرع *koûsa* et *qara'*
« la courge », دلاع *doullâ'* « la pastèque ». De nos jours
le melon, Cucumis Melo L., porte le nom de بطيخ
أَصْفَر *battykh açfar*; parmi les concombres, Cucumis
sativus L., on a deux variétés : خِيَار *khyâr*, petit con-

combre court, et مُقْتِى *mouqty*, espèce longue, verte, un peu amère et plus tardive que la première; dans le groupe des courges, Cucurbita Pepo L., nous avons la petite courge, كوسى *koûsa*, qu'on mange avant maturité, et une courge allongée, comestible après complet développement قرع *qara'*; le potiron, Cucurbita maxima Duch., s'appelle يَقْطِى *yaqtyn*; enfin la pastèque ou melon d'eau, Citrullus vulgaris Schrad., est بَطِّخ *battykh* ou *battykh hindy*. On trouve encore dans les lexiques les noms de دُبَّا *doubbâ* « courge », قَثَد *qaṣad* « concombre », خربير *khirbir* et خَضَف *khadaf* « melon », sur lesquels je n'ai pu avoir aucun renseignement.

Pour finir ce qui a trait aux cucurbitacées, il faut citer le *lîf* ليف. Ce nom, exactement, s'applique à la fibre de palmier employée pour laver la vaisselle; mais on a donné ce nom aussi au fruit du Louffa aegyptiaca Mill., qui, après dessiccation, est formé de fibres enchevêtrées, faisant une vraie éponge; on enlève l'écorce extérieure, les graines tombent et le *lîf* est prêt pour l'usage.

59. Baton, térébinthe, *boutm* et *boutoam* بُطم. — Pistacia Terebinthus L.; le fruit, qu'il ne faut pas confondre avec la pistache, Pistacia vera L., était connu sous le nom de *graine verte*, granum viride, حَبة الخَضْرَا *habba al-khadra*. Ces graines, de la grosseur et la forme d'un pois, sont encore employées dans l'alimentation en Mésopotamie.

60. **Baul**, urine, *baoul* بَول.

61. **Baurach**, divers, *baouraq* بَورَق. — Sous ce nom, les anciens comprenaient divers produits, parmi lesquels le natron d'Égypte (carbonate de soude cristallisé naturel) et le même sel effleuri, le nitrate de potasse de l'Inde et le borate de soude; ce dernier est cité à part sous le nom de تنكَار *tankâr* ou *tinkâr*.

62. **Bazarchotona**, Psyllium, *Bizr qoutoûnâ* بِزر قَطُونا. — Graine du Plantago Psyllium L., herbe aux puces, nom qui lui vient de la forme et de la couleur de ses graines; celles-ci très mucilagineuses, peuvent remplacer les graines de lin, mais ne sont employées que pour gommer les mousselines.

63. **Bazarichichen**, lin, *Bizr al-kittân* بِزر الكِتان. — Graines du Linum usitatissimum L.

64. **Bederangie**, mélisse, *bâdarinjouya* بادرنجويه. — Melissa officinalis L.; s'appelle encore ترنجان *tourounjân*.

65. **Bedeguard**, Spina alba, *bâdâouard* بادأَورد: — Ἄκανθα λευκή; détermination douteuse : Onopordon Acanthum L., Cnicus Acarna L., ou Echinops anuginosus Lam.

66. **Bedid**, foie, *kabid* كَبِد. — Le foie cru, très en honneur autrefois et toujours en faveur chez les Arabes, rentre en thérapeutique, de nos jours, sous

le nom d'opothérapie hépatique. J'ai cité à l'article
kalzoun (n° 140) la maladie que cause l'ingestion de
foie cru de chèvres infestées par les douves. La croyance que, pour prévenir la rage, il faut que le patient mange le foie cru du chien qui l'a mordu
existe encore.

67. Beiahalalem, joubarbe, *haï al-ʿâlam* حَيّ العَالَم.
— Traduction du nom grec Ἀείζωον et du latin
Sempervivum; les plantes dont il s'agit sont toujours
vertes et charnues; la grande espèce serait le Sem-
pervivum tectorum L., ou le S. arboreum L., la
petite espèce à fleurs jaunes, le Sedum amplexicaule
DC ou le S. acre L. Sérapion cite enfin, d'après
Dioscoride, une troisième joubarbe qu'il nomme
Andrachne sauvage (n° 34) et qui serait l'Illecebra
herba des Romains (n° 29) et le τηλέφιον à feuille
de pourpier des Grecs; pour Leclerc, ce serait un
Cotyledon, pour d'autres un Sedum.

68. Bel., fruit de Bela, *boull* بِل. — Ægle Mar-
melos Corr., de la famille des Aurantiacées, grand
arbre de l'Inde. Les fruits, de la grosseur d'une
orange sont remplis d'une pulpe sucrée comestible,
jouissant de propriétés légèrement laxatives.

69. Belesen, baume, *balasân* بَلَسان. — Le
baume par excellence, βάλσαμον, Balsamum, connu
plus tard sous les noms de b. de Judée, b. de Gi-
lead, b. de la Mecque, était fourni par un arbuste
de la famille des Térébinthacées, Balsamodendron

Gileadense Kunth et une variété B. opobalsamum
Kunth. Cet arbuste fournissait son baume, son
bois, *xylobalsamum*, et son fruit, *carpobalsamum*. Il
a à peu près disparu de l'Orient. Il était représenté
au xvi⁰ siècle par quelques pieds précieusement
gardés dans le jardin de Matarée ('Aïn-Chams), près
du Caire, où Belon les vit en 1550 (l. II, chap. xxix,
p. 110); mais déjà les commerçants disaient rece-
voir de la Mecque les divers produits ci-dessus.
Prosper Alpin, qui était au Caire quelques années
plus tard, dit que tous les baumiers périrent en
1575 dans une inondation (*De plant. Æg.*, fol. 20).
Le même savant botaniste a consacré un ouvrage au
baume, et déclare que les pieds de baumier étaient
apportés de l'Arabie. Forskal signale le baumier
dans sa flore de l'Yémen. Le baume a disparu aussi
bien du commerce que de la thérapeutique. A Beyrouth, on donne son nom au sureau, Sambucus
nigra L.

70. Belesma, *idem*.

71. Bellileg, myrobalans, *bilylij* بليلج. — Fruits
fournis par des arbres très différents : les Myrobalans emblics, أملج *amlaj*, par une euphorbiacée,
Phyllanthus Embelica L., les M. bellerics par une
combrétacée, Terminalia Bellerica Roxb. (ce sont
ceux en question); quant aux *ihlylaj* إهليلج qui se
divisaient en chébules (*kâbouly*), citrins, noirs, in-
diens, ils étaient fournis par le Terminalia Chebula
Retz. Les différences de taille et de couleur prove-

naient de l'état plus ou moins avancé du développement du fruit. Dans les bazars de Syrie on vend de
petits myrobalans noirs sous le nom de هندي شعير
hindy cha'ira; on les emploie comme laxatifs.

72. BENGI, jusquiame, *banj* بَنْج. — Hyoscyamus
niger L.; on donne parfois encore le nom de *banj*
au chanvre indien, le *hachich.*

73. BERENDAROG, basilic, *bâdaroûj* بَادْرُوج. ——
Ocimum Basilicum L.; il porte encore les noms
de حَوق *haouk,* ريحَان *ryhân,* ريحان المَلِك *ryhân
al-malik,* حَبَق نَبَطي *habaq nabaty,* حَاجِم *hamâhim.*
Parmi les autres basilics, on peut citer le petit
B. Ocimum minimum L., شاهسِفرِم *châhsifrim,*
حبق كرماني *habaq karmâny,* حَبَق صَعتَري *habaq ça'ta-
ry,* et l'Ocimum filamentosum FORSK., qui est le
ريحان سُلَيمان *ryhân soulaïmân.*

74. BERENGEMICH, basilic giroflée, *baranjamachik*
بَرَنْجَمَشِك. — S'écrit parfois avec un *f, faranjama-
chik.* C'est l'ἄκινος de Dioscoride dont Sprengel fait
l'Ocimum pilosum W. Porte encore le nom de حبق
قرنفلي *habaq qaranfouly.*

75. BERSCEGNASCEN, capillaire, *barsyâouchân*
برسياوشان. — Adianthum Capillus Veneris L.; son
nom vulgaire est كزبرة البير *kouzbara al-byr* « coriandre
de puits ». Porte encore les noms de شعر الجَبَّار *cha'r*

al-jabâr « cheveu de l'hercule »; شعر الارض *cha'r al-ard* « cheveu de la terre »; لحية الحمار *lhya al-hamâr* « barbe de l'âne ».

76. BERSENDARII, verge à pasteur, *barchyân dârou* برشيان دارو. — Voir le n° 54.

77. BEZARD, galbanum, *bârizad* باريزد. — Ferula galbaniflua Boiss. — Voir le n° 120.

78. BHULE, rein, *koula* كلّى. — Les rognons d'animaux font partie de l'opothérapie rénale; si leur action est douteuse, il n'en est pas de même de celle des capsules surrénales d'où l'on a retiré un vaso-constricteur puissant, un hémostatique de premier ordre, *l'adrénaline*, agissant à dose infinitésimale.

79. BIHAR, buphthalme, *bihâr* بهَار. — Le buphthalme des anciens, qu'il ne faut pas confondre avec celui des modernes (Buphthalmum salicifolium L.), est fourni aussi par une composée; on en a fait la camomille des teinturiers, Anthemis tinctoria L.; l'Anacylus radiatus Loisel. Il portait encore le nom de خُبْز الغرب *khoubz al-gharab* « pain de corbeau »; qui est, à l'heure actuelle en Syrie, le nom vulgaire du champignon en général.

80. BIRUACH, asphodèle, *baraouq* برواق. — Asphodelus ramosus L.; porte encore les noms de خَنْثى *khanşa*, برواق *barouaq*, الجّة *abouja*, سيراس *syrâs,*

81. Birsaudamun, verge à pasteur, *barchyân dârou* برشيان دارو. — Voir le n° 54.

82. Bisberg, polypode, *basfâij* بَسْفَاْيْج. — Polypodium vulgare L., encore employé comme purgatif par les Bédouins.

83. Bisbese, macis, *basbâsa* بَسْبَاْسَة. — Arille de la noix-muscade, Myristica fragrans L., *jaouz boud* جَوْز بَوَا. Le Macis a été confondu avec le *macer*, le *talisfar* des Arabes. — Voir le n° 489.

84. Boton, térébinthe, *boutm* بُطْم. — Voir le n° 59.

85. Buchormarien, cyclamen, *bakhkhoûr maryam* بَخُّوْرْ مَرْيَم. — Cyclamen europæum L., très commun au Liban et connu encore sous le même nom, qui signifie « encens de Marie » et qui lui est donné à cause de son odeur très douce et suave.

86. Bulef, saule, *khilâf* خِلَاْف. — Salix ægyptiaca L. La racine du mot *khilâf* est خَلَفَ *khalafa*, dont la troisième forme خَاْلَفَ *khalâfa* signifie « être d'un avis différent »; on sait, en effet, qu'une branche de saule peut être plantée de n'importe quel côté et prendre racine. Le saule d'Égypte porte encore le nom de غرب *gharab*. Quant au nom خَصَاْفْ *çafçâf*, il s'applique plutôt au S. babylonica L. On emploie parfois improprement le nom de بَان *bân*, qui est le Moringa aptera Gaertn.

87. BULEICH, ronce, 'oullaïq عُلَّيْق. — Rubus fru-
ticosus L.

88. BURDI, papyrus, bardy بَردِي. — Il s'agit ici
et du papier et du papyrus, Cyperus Papyrus L.
Cette plante se retrouve encore fréquemment en
Syrie et en Palestine.

89. BUSACH, salive, bouçâq بُصَاق. — La salive
jouissait autrefois de la réputation de combattre les
venins et d'être elle-même vénéneuse. On a essayé à
plusieurs reprises d'introduire en thérapeutique ce
liquide, qui, pour aussi actif qu'il puisse être, n'en
est pas moins dégoûtant.

90. BUZEIDEN, orchis, boûzaïdân بُوزَيْدَان. — Orchis Morio L., une des variétés d'Orchis qui fournissent le salep. — Voir les n°˙ 115, 196, 495.

91. CAFAT, aigremoine, ghâfiṣ غَافِث. — Agrimo-
nia Eupatoria L.

92. CAFRI, spathe de palmier, koufra كُفْرى. —
Spathe du dattier, Phœnix dactylifera L.

93. CAHADE, pouliot, ja'da جَعْدَة. — C'est le
Polium montanum des anciens, Teucrium Polium L.

94. CAIT, huile d'olive, zaït زَيْت. — Huile fournie par l'olivier, Olea europæa L.; on désignait sous
le nom d'*omphacinum* une huile retirée d'olives
vertes encore. L'huile verte de Syrie, apportée par

les caravanes portait le nom de *zaït rakâby* زيت
ركابي (*rakaba* « monter à cheval »).

95. ÇAITON, olive, *zaïtoûn* زَيْتُون.

96. ÇAMECH, poisson, *samak* سَمَك : — Poisson
en général.

97. CAMUN, cumin, *kammoûn* كَمُّون. — Cumi-
num Cyminum L.

98. CANABIT, chou-fleur, *qounnabyt* قُنَّبِيط. — Variété de Brassica oleracea L.; vulgairement قرنبيط
qarnabyt. — Voir le n° 131.

99. CAPAR, câprier, *kabar* كَبَر. — Capparis spinosa L., arbrisseau originaire de l'Asie Mineure et
cultivé en grand en Provence; les boutons à fleurs
confits dans du vinaigre constituent les câpres.

100. CARDAMENI, passerage; *qardamânâ* قَرَدَمَانَا.
— Lepidium sativum L.; c'est le χάρδαμον de Dioscoride, ou bien encore une autre crucifère, Carda-
mine hirsuta L.; mais les médecins arabes ont fait
une erreur; ils ont confondu avec χαρδάμομον, et Sérapion cite l'article de Dioscoride qui se rapporte au
cardamone, et peut-être, comme le voudrait Matthiole, à la maniguette, Amomum Melegueta Roscoe.

101. GARDEL, moutarde, *khardal* خَرْدَل. — C'est
la moutarde noire, Sinapis nigra L., le σίναπι de
Dioscoride, encore usité comme révulsif.

102. Carfi, ache, *karafs* كَرَفس. — Apium graveolens L., plante sauvage dont la racine est employée comme diurétique. Par la culture, la plante
perd son âcreté; c'est d'elle que sont sortis le céleri
ordinaire et le céleri-rave.

Dans le même chapitre, Sérapion étudie le persil,
Apium Petroselimum L., dont les semences fournissent un emménagogue puissant (apiol). Le persil
porte le nom de بَقدُونِس *baqdoûnis* ou de كَرَفس
بَقدونِسي *karafs baqdoûnisy* « ache persillé ». Leclerc
écrit مَقدُنِس *maqdounis*.

103. Caruia, carvi, *karaouyâ* كَرَويا. — Carum
Carvi L.: ombellifère dont les graines aromatiques
entrent dans la composition du kumel.

104. Carunfel, girofle, *qourounfoul* قُرُنفُل. —
Bourgeons non épanouis de l'Eugenia caryophyllata
Thunberg; leur forme rappelle celle d'un clou, d'où
leur nom vulgaire de « clous de girofle ». Autrefois
exclusivement fournis par les îles Moluques, d'où
l'arbre semble originaire, ils arrivent maintenant de
Java, Zanzibar, etc. Leur commerce fut d'abord
monopolisé par les Portugais, puis les Hollandais;
mais à la fin du xviiie siècle, Poivre, gouverneur de
Bourbon, trompa la surveillance des Hollandais et
put se procurer des plants de giroflier et de musca-
dier qu'il importa à Bourbon et à Maurice. Au
xvie siècle, Christ.-A. Costa avait donné une description et une gravure du giroflier.

105. Cataf, arroche, *qataf* قَطَف. — Atriplex hortensis L., Belle Dame; porte encore le nom de سَرْمَق *sarmaq*, بَقْلَة ذَهَبِيَّة *baqla dahabya*.

106. Cathe, concombre, *qissa* قِثَّا. — Voir le n° 98.

107. Catsum, aurone, *qaiçoûm* قَيْصُوم. — Artemisia Abrotanum L., composée voisine de l'absinthe.

108. Ceufod, hérisson, *qounfoad* قُنْفُذ. — Erinaceus europæus, insectivore. De nos jours, on donne ce nom au porc-épic, Hystrix cristata, encore commun dans le Liban, et dont le véritable nom serait طُرْبَان *dûrabân*. Le nom vulgaire du hérisson est كَبَّابة الشَّوْك *kabbâba ach-chaouk*.

109. Chakile, cakile, *qâqoula* قَاقُلَى. — Cakile maritima DC. (Cakile Serapionis Lobel), de la famille des crucifères; cette plante jouit des propriétés antiscorbutiques du cresson, mais est inusitée maintenant.

110. Chal, vinaigre, *khall* خَلّ. — Préparé en faisant subir au vin la fermentation acétique; mais, la loi musulmane interdisant l'usage du vin, on croyait lui obéir en partant directement du raisin; celui-ci était écrasé, puis abandonné à lui-même jusqu'à acidité convenable; la fermentation alcoolique n'en précédait pas moins la fermentation acétique. Ibn al-Aouam (t. II, p. 406) donne de nom-

breuses indications à ce sujet. En Syrie, on remplace souvent le vinaigre par du verjus, حِصْرِم *hiçrim*, obtenu en exprimant les raisins verts, salant le jus et le faisant bouillir.

111. CHAOM, ail, *çoûm* ثوم. — Allium sativum L.; très employé encore dans les pays chauds. Les Arabes ont confondu σκόροδον avec σκόρδιον, Teucrium Scordium L. ou germandrée aquatique, et en ont fait l'ail sauvage de Dioscoride, ثوم برّي *çoûm barry*. A Beyrouth, l'ail s'appelle vulgairement *toûm*, par altération du ث *ç*.

112. CHARATIN, lombrics, *kharatyn* خرطين. — Lumbricus terrestris; autrefois très employés pour préparer une huile qui « conforte les nerfs refroidis et est profitable aux douleurs des jonctures » (Guidon, p. 372). Galien les tenait pour diurétiques. Ces vers, utiles à un autre point de vue, sont dangereux lorsqu'ils ramènent à la surface du sol les débris, riches en bactéries, des moutons morts du charbon et enfouis dans les *champs maudits* (Pasteur).

113. CHARMEN, kermès animal, *qarmiz* قَرْمِز. — Kermes Vermilio PLANCHON (Coccus infectorius L.). C'est l'ancienne graine d'écarlate, le Coccus ilicis, granum ou coccum infectorium, vermillon des anciens. C'est une variété de cochenille dont on ne connaît positivement que la femelle qui vit, dans le sud de la France, sur un chêne (Quercus cocci-

fera L.). Ces insectes ont la forme et la taille d'une baie de groseille rouge et sont fixés sur les rameaux de l'arbre. On récolte la graine de Kermès au mois d'avril avant l'éclosion des œufs qui restent contenus dans le corps de la mère. Après dessiccation le Kermès a la forme d'une coque légère, lisse, fragile, donnant une teinture rouge écarlate. Le Kermès a joui d'une grande vogue, surtout depuis l'invention par Mésué de sa confection alkermès (fol. 94 v°) dans laquelle entrait la matière colorante du Kermès, fixée au préalable sur de la soie, du suc de pommes, de l'eau de rose, du musc, de l'ambre, de l'agalloche, des perles, de l'or, etc. On lui substitua plus tard le sirop de Kermès, préparé en Provence et en Languedoc, sirop dont Lémery nous a conservé la formule (Pharm., p. 269).

114. CHARNUB, caroube, *khournoûb* خُرْنُوب. — Ceratonia Siliqua L., vulgairement خَرُّوب *kharroûb*. Au Liban, les fruits servent à préparer une sorte de raisiné, le *dibs* دِبْس, que l'on distingue de celui de raisin par l'addition du nom de la plante. Chez les anciens le *dibs* était le rob de datte.

115. CHASI ALKELB, orchis, *khouçy al-kalb* خُصِي الكَلْب. — Littéralement testicule du chien; il s'agit sans doute d'un Orchis producteur de salep, O. Morio L., O. papilionacea L.

116. CHASUHTH, cuscute, *kachoûş* كَشُوت. — Cuscuta europæa L., ou peut-être C. Epithymum Mur.;

la cuscute porte encore le nom de جَمَّاض الارنَب *houm-mâd al-arnab* « oseille de lièvre », حامُول الكتان *hâ-moûl al-kittân*. Il faut sans doute réunir les deux plantes. — Voir n° 181.

117. CHATE, pastel, *khitr* خِطْر. — Voir le n° 157.

118. CHAZEF, tessons, *khazaf* خَزَف. — Débris de poteries, de tuiles; argile cuite des fours arabes.

119. CHEMPS, pois-chiche, *himmiç* حِمَّص. — Cicer arietinum L., vulgairement *hoummouç*; le pois-chiche entre pour une grande part dans l'alimentation en Syrie; à tous les coins de rue, il y a des marchands de *hoummouç bitahyné*, purée de pois-chiche au citron et au *tahyné*, pâte huileuse obtenue en écrasant à la meule le sésame grillé. Le pois-chiche grillé (voir n° 201) s'appelle قضامة *qadáma*; les graines vertes et encore dans leur coque sont vendues au printemps et au début de l'été sous les noms de خضرا و مَلاني *Khadra oua malany* (vert et plein) ou de أُم قُلَيباني *oum qoulaïbany*.

120. CHENEDHALBEBI, galbanum, *qinna* et *khalbáni* قنّه et خَلْبَاني. — *Khalbáni* est γαλϐάνη qui peut-être vient de l'hébreu *chelbenah*. Le Galbanum est une gomme résine, fournie par une ombellifère, peut-être Ferula galbaniflua BOISSIER, ou F. rubricaulis BOISSIER; il porte aussi le nom de *bárizad* بَارزد.

Il est encore employé en pharmacie pour la préparation du diachylon et du baume de Fioraventi; en Orient, on l'emploie comme aphrodisiaque.

121. CHERBACHEN, les deux hellébores, *kkârbaqân* خَرْبَقَان. — Duel de خَرْبَق *kharbaq*; il s'agit ici des rhizomes des deux hellébores, H. blanc, Veratrum album L., de la famille des Liliacées, et H. noir, Helleborus off. SALISB. (H. orientalis LAM.) ou H. niger L., de la famille des Renonculacées. En arabe comme en français, on les distingue par les mots *blanc* et *noir*. Le premier est un purgatif drastique et un sternutatoire violent; il contient de la vératrine. Le second est connu aussi sous le nom de *Rose de Noël;* il contient de l'helléborine, poison cardiaque. C'est ce dernier qui jouissait autrefois de la réputation de guérir la folie :

> Ma commère, il faut vous purger
> Avec quatre grains d'hellébore.

Le meilleur venait de l'île d'Antacyre, et on connaît l'épigramme de Martial :

> Tribus Anticyris caput insanabile

Citons, pour terminer, le proverbe rapporté par Thibault Lespleigney dans son Promptuaire (xvi⁰ siècle) :

> Cujus male sensus habet
> Helleboro is indiget.

122. CHERBAS, laitue, *khass* خَسّ. — Lactuca sativa L.; c'est encore un des mets de prédilection

des Syriens. Au printemps, elle fait partie du *mazé*,
plateau chargé de hors-d'œuvre, tels que laitue,
oranges, olives, concombres au vinaigre et à la moutarde, pistaches grillées au sel etc., qu'on sert avec
l'*araq*, eau-de-vie anisée, en guise d'apéritif.

123. Cheunce, asphodèle, *khanṣa* كَنْثَى. — Voir
le n° 80.

124. Chitini, guimauve, *khitmy* خِطمي. — Al-
thæa off. L.; à Beyrouth, c'est le nom de la rose tré-
mière, A. rosea Car. Dans l'article de Sérapion, on
lit *rosa zaueni,* qui est la traduction de وَرد الزَّواني
ouard az-zaouâny « rose des prostituées ».

125. Chubes, gesse, *khoullar* خُلَّر. — Lathyrus
sativus L.

126. Chubeze, mauve, *khoubbâza* خبّازة. — Mal-
va sylvestris L., et M. rotundifolia L.; ces mauves
sont employées dans l'alimentation sous le nom de
خُبّيزة *khoubbaïza;* la mauve dite molochia de Sérapion est le مَلوخية *maloûkhya,* Corchorus olitorius L.
(Tiliacées).

127. Churtal, avoine, *khartâl* خرطال. — Avena
sativa L., βρόμος des Grecs. Le traducteur de Sérapion a fait une grossière erreur en traduisant par
cartamum; vulgairement شوفان *choufân.*

128. Çibib, raisins secs, *zabyb* زبيب.

129. ÇINARAD, émeraude, *zoumroâd* زُمُّرُود. —
Une des plus belles pierres précieuses; c'est un silicate d'alumine et de glucinium de belle couleur
verte; on lui donne le nom d'aigue marine quand
elle est bleuâtre, et on réserve le nom de béryl pour
les variétés pierreuses. L'émeraude orientale, pierre
très recherchée aussi, est une variété de corindon
(alumine). زَبَرجَد *zabarjad* signifie plutôt aigue marine et زُمُّرُود *zoumroâd* « émeraude ».

129 *bis*. ÇINÇIBER SEM, aunée, *zanjabyl châmy*
زنجبيل شامى. — Voir le nº 280.

130. CONDES, saponaire, *koundous* كُنْدُس. —
Sans doute saponaire d'Orient, Gypsophyla Stru-
thium L. et autres; cette racine porte aujourd'hui
le nom de شلش الحلاوا *chilch al-halâoua*, racine de halâoua, à cause de l'emploi qu'on en fait dans la préparation d'un gâteau arabe, le *halâoua*. — Voir le
nº 466.

131. CORUMB, chou, *kourounb* كُرُنْب. — Les anciens distinguaient trois sortes de choux : cultivé,
sauvage, marin. Le chou cultivé est Brassica oleracea L.; le chou sauvage serait peut-être B. incana
TENOR.; Daleschamps cite plusieurs variétés de choux
sauvages; enfin, le chou marin serait une convolvu-
lacée, Convolvulus Soldanella L. Une crucifère,
Crambe maritima L., porte aussi ce nom; elle
pousse sur les côtes d'Angleterre. Le nom de *kourounb* (*kranb* vulgairement) s'applique plutôt au chou-

rave, شَلْجَم *chaljam* (n° 463), dont une petite variété porte le nom de لِفْت *lift*. Le chou ordinaire,
chou cabus, est le *malfoûf* مَلْفُوف.

132. CRIBRIT, soufre, *kibryt* كِبْرِيت. — Déjà employé par Galien contre les maladies parasitaires
(gale) et les dermatoses, et par Dioscoride contre la
toux. Vulgairement, *kébryt* désigne les « allumettes ».

133. CUBEBE, cubèbe, *kabâba* كَبَابَة. — Piper
Cubeba L. f.; fut introduit en thérapeutique par les
médecins arabes. Edrisi, géographe arabe du
XIIe siècle, le signale parmi les produits d'Aden. Au
sujet du cubèbe, Sérapion cite Galien et Dioscoride
qui l'ignorèrent : Dioscoride parle du Myrte sauvage
et Galien du καρπήσιον, sorte de valériane; en tous
cas, chez Galien, il s'agit de rameaux et non de
graines. Sérapion dit qu'il a réuni les deux descrip-
tions parce qu'il a remarqué que ce que disait
Galien du καρπήσιον s'appliquait à ce que disait
Dioscoride du Myrte sauvage.

134. ÇUCHARAM, ciguë, *choûkrân* شوكران. — Co-
nium maculatum L.; la grande ciguë doit son nom
aux tâches rouges dont la tige est couverte; c'est un
poison violent employé chez les Grecs pour exécuter
les condamnés à mort; on connaît le récit de la mort
de Socrate, véritable tableau clinique de l'empoi-
sonnement par la ciguë.

135. CULAM, cakile, *qoullâm* قُلَّام. — Voir le
n° 109.

136. CURAT, poireau, *karrâs* كرّاث. — Allium
Porrum L.

137. CYFE, hysope, *zoûfâ* زوفا. — Hyssopus
officinalis L. C'est l'hysope de Dioscoride. Chez les
auteurs arabes, *zoûfa* est Origanum ægyptiacum L.,
ou O. syriacum L. Les anciens employaient aussi
l'œsypum ou suint, notre lanoline moderne (voir
n° 469), et les Arabes confondirent *œsypum* et *hys-*
sopus et en firent deux *zoûfa*; pour les distinguer, ils
leur ajoutèrent un qualificatif; l'hysope devint زوفا
زوفا يابس *zoûfa yâbis* « hysope sèche », et le suint, زوفا
زوفا رطب *zoûfa routab* « hysope humide ».

138. DABADCH, gui, *dibq* دِبق. — Viscum album L.

139. DADI, inconnu, *dâdy* دادي. — Graines
d'une plante inconnue; il existait deux *dâdy* : le grec
et le persan. Pour Daoud al-Antaky, le *dady* grec serait l'hypericum et le *dady* persan une graine sem-
blable à l'orge. Ibn al-Aouam (t. I, p. 303) semble
distinguer deux plantes mais arbres; la seconde serait
le Cercis siliquastrum L., arbre de Judée.

140. DALZUM, escargot, *halazoûn* حَلَزُون. — Il
s'agit non seulement de l'escargot, Helix pomatia,
mais encore de divers mollusques marins. Les escar-
gots sont encore inscrits au Codex, ainsi que l'*hé*
roïque sirop de limaçons. On donne en Syrie le nom
de *Halzoun* à une maladie causée par l'ingestion de
foie cru de chèvre infesté de douves; ces animaux se

fixent sur le pharynx et amènent une congestion parfois mortelle.

141. DARSENI, cannelle de Chine, *dâr çyny* دَار
صِينِي. — Cinnamomum zeylanicum NEES.; la cannelle سَلِيخَة *salykha* était peut-être, comme de nos jours, l'écorce réduite à la couche libérienne; quant au قِرفَة *qirfa*, c'était la branche entière, bois et écorce. Vulgairement la cannelle s'appelle *horfé* (pour *qourfa*).

142. DARSISAHAN, aspalathe, *dâr chych'ân* دَار
شِيشعَان. — Plante épineuse à fleurs jaunes dont on employait la racine. On l'a identifiée avec un Calicotome, C. villosa LINK. (Cytisus laniger D. C.) ou C. spinosa LINK. (Cytisus spinosus LAM.). Le traducteur de Sérapion en a fait à tort le grenadier sauvage.

143. DAUSIR, ægylops, *doûsira* دُوسِرا. — Graminée barbue employée pour percer les abcès situés aux coins des yeux. Le traducteur de Sérapion en a fait une avoine, ce serait plutôt un ægylops; Aegylops ovata L. est commune en Orient.

144. DEBONIGI, camomille, *bâboûnij* بَابُونج. — Anthemis nobilis L.; à Beyrouth, on donne ce nom à une petite Camomille, très commune au printemps, à odeur très vive, Anthemis pseudocotula BOISSIER. Boissier (Flora Orientalis) fait du *bâboûnij* Achillea fragrantissima SCHIMPER, ce qui est une erreur.

145. Decka, blette, *silq* سِلق. — Beta vulgaris L., ou betterave, et B. Cicla L., ou bette poirée. Nous avons déjà vu (n° 49) un autre légume de la même famille (Chénopodiacées).

146. Dehreb, or, *dahab* ذهب. — Faisait partie de la fameuse confection *alkermès* de Mésué (n° 113). On peut rappeler à ce sujet les invectives de Sébastien Colin : « Je voudrays demander à ces marpaulx (fripon, voleur) les raisons par lesquelles l'or cuit restaure » (p. 39), et plus loin : « voulant faire un restaurant à ung malade, il (l'apothicaire) demanda des ducats pour y mettre, desquelz il restaura sa bourse qui estait bien vuide ». Ce qui n'empêche pas d'ailleurs ledit Colin de préconiser aussi l'or métallique.

147. Dekich, farine, *daqyq* دَقيق. — La farine arabe se prépare par mouture du blé sans blutage consécutif, ou avec un blutage plus ou moins grossier. L'emploi de cette farine tend à disparaître et on lui substitue désavantageusement, au point de vue nutritif, des farines dites françaises importées d'Europe. D'ailleurs, la farine est outrageusement falsifiée à Beyrouth, et cela ouvertement. Le nom vulgaire est طحين *tahyn*. Le *saouyq* سَويق était une farine spéciale. C'est le *sauich* de Sérapion. Les Arabes préparaient des farines avec diverses graines.

148. Dem, sang, *dam* دم. — On voit que l'usage du sang comme médicament ne date pas d'aujour-

d'hui ; les anémiques buveurs de sang des abattoirs avaient des devanciers chez les malheureux épileptiques qui, à Rome, buvaient le sang des gladiateurs. La thérapeutique moderne prescrit l'hémoglobine, principe retiré du sang.

149. Demalachochen, sang-dragon, *dam al-akhouaïn* كَم الاخوين. — Littéralement : « sang des deux frères ». Résine rouge fournie par un rotang, Calamus Draco Willd., et qui, après avoir été très recherchée autrefois, n'est plus guère employée que pour faire des vernis ou en photogravure ; elle exsude des fruits sous forme de vernis friable qu'on détache par frottement, puis qu'on agglomère par la chaleur. Il existe d'autres sang-dragons : celui de Socotra, fourni par une plante qu'on a voulu identifier avec le χιννάβαρις de Dioscoride ; celui des îles Canaries qui exsude de l'écorce du Dracaena Draco L. (Liliacées). Clusius a donné dans ses annotations des œuvres de Monard, la figure de l'arbre à sang-dragon. Au chapitre 59 du livre 5, Dioscoride étudie le χιννάβαρις qu'il distingue du minium (sulfure de mercure, notre cinabre ou vermillon moderne, tandis que notre minium est un oxyde de plomb), et qu'il rapproche de l'hématite, oxyde rouge de fer. Ne faudrait-il donc pas voir dans ce produit un composé rouge du plomb, soit chromate, soit peroxyde naturel? On retrouve en effet, parfois sur la galène, des dépôts de minium naturel.

150. Dend, croton, *dind* دند. — Croton Ti-

gdum L. ou Jatropha ; en tous cas, une graine d'euphorbiacée purgative. Daoud al-Antaki dit que c'est
le produit connu en Égypte sous le nom de حَبَّة
المُلُوك *habba al-moulouk* et que c'est le ricin de Chine.
Chez Sérapion, il y a *Dend hayse;* j'ignore ce que
peut être ce dernier mot.

151. Dheneb Alchail, prêle, *danab al-khaïl* ذَنَب
الخَيْل. — Equisetum, peut-être E. arvense L. Le
nom arabe est la traduction de *cauda equina.* La
prêle porte encore le nom de أُمْسُوخ *oumsoûkh.*

152. Dherarie, cantharide, *darâryh* ذَرَارِيح. —
Cantharis vesicatoria, ou plutôt Meloe fasciata qui
est la cantharide de Dioscoride. Le nom actuel est
doubâb hindy ذباب هندي « mouche de l'Inde », vulgairement *doubbân hindy* ذبّان هندي.

153. Dibach, gui, *dibq* دِبق. — Voir le n° 138.

154. Didar, orme, *dardâr* دَردَار. — Il y a confusion ici. L'orme, Ulmus campestris L. (Ulmacées),
est l'arbre aux moucherons, شجرة البق *chajara al-baq.*
En Orient, l'Orme se nomme aussi دَردَار *dardâr,* ce
que Sérapion fait d'ailleurs remarquer; mais en Occident le *dardâr* devient le nom du frêne, Fraxinus
excelsior L., dont les fruits sont les langues de passe-
reaux لِسَان العصافير *lisân al-ʿaçâfyr.*

155. Difdaha, grenouille, *difdaʿ* ضِفدَع. — Rana
esculenta.

156. **Digedi**, poule, *dajâj* دجاج. — Gallus do-
mesticus; le coq s'appelle ديك *dyk;* « la poule cou-
veuse » قرقة *qourqa;* « le poussin » صُوص *çouç* et vulgairement, sous la forme du pluriel, صِيصَان *cyçân;* « le
poulet » فرخ *farkh;* « la poulette » فَرُّجة *farroûja.*

157. **Dili**, indigo, *nyl* نيل. — Fourni par l'in-
digotier, Indigofera tinctoria L.; encore nommé
نيلج *nylaj*, عِظْلِم *'izlim.* La feuille s'appelle وَسمة *ouas-*
ma, nom que porte aussi le pastel, Isatis tinctoria L.
(Crucifères). Vulgairement *nyl* est le bleu pour azu-
rer le linge, c'est-à-dire l'outremer artificiel.

158. **Dimag**, cervelle, *dimâgh* دماغ. — La cervelle de lièvre était employée pour combattre les
frissons d'origine morbide.

159. **Dis**, jonc, *dys* ديس. — Arundo tenax
Vahl.

160. **Dochan**, suie, *doukhân* دُخَان. — Littéralement fumée; de nos jours, c'est le nom du tabac à
fumer, le nom officiel turc *toutoun* تتن n'étant pas
adopté en Syrie.

161. **Dochon**, panic, *doukhn* دُخن. — Panicum
italicum L.; on en fait aussi Holcus Dochna **Forsk.**,
c'est-à-dire une variété de sorgho.

162. **Driç**, thapsia, *diryâs* درياس. — Voir le
n° 492.

163. Dulb, platane, *doulb* دُلب. — Platanus orientalis L.; encore nommé صِنّار *çinnâr*, عَيثَام *'ayṣâm*.

164. Dullaha, melon vert, *doullâ'* دلَّاع. — Voir le n° 58.

165. Dundebe, chicorée, *hindiba* هِندِبا. — Cichorium Intybus L.

166. Eerf, poix, *zift* زفت. — Ce n'est pas la poix telle que nous la connaissons, mais en réalité la térébenthine retirée des pins, sapins et mélèzes. La poix sèche était la colophane; la poix humide serait, d'après la description de Dioscoride, une essence de térébenthine impure. La poix que nous employons aujourd'hui est un produit de la distillation sèche des arbres épuisés et ne donnant plus de térébenthine; en même temps, on retire le goudron dit *de Norvège*.

167. Efidhbeg, ragoût, *isfydbâj* إِسّفِيدباج. — Préparé avec de la viande d'agneau, des oignons, de l'huile de sésame et assaisonné avec sel, poivre, coriandre (Ibn Jezla).

168. Efitimo, épithym, *afisymoûn* أَفثيمون. — Cuscuta Epithymum Murr., variété de cuscute. — Voir le n° 116.

169. Eiarxamber, casse, *khyâr chanbar* خيار شتمبر. — Fruit du caneficier, Cassia fistula L.,

gousse de o m. 3o à o m. 4o de long, divisée par
des cloisons horizontales en un grand nombre de
loges contenant chacune une graine noyée dans une
pulpe sucrée, acidulée, laxative.

170. ELKIALGEBECK, romarin, *iklyl al-jabal* اكليل
الجبل. — Voir le n° 52o.

171. EMLEG, myrobalans emblics, *amlaj* أَمْلَج. —
Voir le n° 71.

172. FAGRE, clavalier, *fâghara* فَاغِرَة. — Fruit
du Xanthoxylon Avicennæ D. C. (Fagara Avicennæ
LAM.), Rutacées.

173. FALFALMINE, racine de poivrier, *foulfoul-
moûya* فُلْفُلْمُوِية. — Racine du Piper nigrum L. ou
du P. Betle L. Le poivre lui-même est فُلْفُل *foulfoul*.
— Voir le n° 188.

174. FAMANCHEST, gattilier, *fanjankicht* فَنْجَنِكِشْت.
— Vitex agnus castus L.; s'écrit aussi بَنْجَنِكِشْت *ban-
jankoucht*. Le nom donné à cette plante vient de la
réputation dont elle jouissait autrefois d'être anaphro-
disiaque. Sérapion dit que c'est « piperella id est
piper eunucorum ».

175. FANDENEGI, pouliot, *foutanaj* فُتَنَج. — Mentha Pulegium L.; il y avait plusieurs variétés : sauvage, qui est celle-ci; de montagne et aquatique,
que l'on a identifiées de diverses façons, mais sans

preuves bien certaines. Dans Sérapion, nous trouvons une bien plus grande confusion : il a réuni dans ce chapitre ce qui a trait à divers Origanum, O. hirtum Link. ou O. herocleoticum Benth. (Ἀγριορίγανον de Dioscoride, *cunila*), O. onites L., et même O. Dictamus Benth., le *mescatremefir* du n° 367.

176. Fanech, ponce, *fynak* فِينَك. — La pierre ponce est une obsidienne, c'est-à-dire un verre naturel auquel les dégagements gazeux qui l'ont traversé lorsqu'il était liquide ont donné une structure spongieuse. La densité est parfois assez abaissée pour que la pierre flotte sur l'eau. Le nom actuel est حَجَر خَفَان *hajar khafân.*

177. Farasio, marrube, *farâsyoûn* فَرَاسِيُون. — Marrubium vulgare L., ou M. plicatum Forsk., πράσιον de Dioscoride.

178. Faufel, noix d'arec, *faoufal* فَوفَل. — Fruit d'un palmier, Areca Catechu L. La Noix d'arec est plus connue sous le nom de « noix de bétel », à cause de l'emploi qu'en font les Hindous : ils l'associent à la chaux et à la feuille de bétel (Piper Betle L.) pour en faire un masticatoire tonique. La Noix d'arec renferme un alcaloïde, l'arécoline, qui jouit de propriétés tænifuges à doses très faibles.

179. Fedhe, argent, *fidda* فِضَّة.

180. Felçararag, lycium, *fylzahraj* فيلزهرج. — Voir le n° 205.

181. Feleng, cuscute, *falanja* فَلَنْجَة. — On en
a fait le cubèbe (Piper Cubeba L.); ce serait plutôt,
d'après Clément-Mullet (*Le livre de l'agriculture d'Ibn
al-Aouam*), une variété de Cuscute, Cuscuta Epithymum Murr. — Voir le n° 116.

182. Feonia, pivoine, *fâouânyâ* فاوانيا. — Il y
avait deux variétés : la Pivoine mâle, فاوانيا ذكر *fâouânyâ dakar*, Pæonia officinalis L., et la Pivoine
femelle, فاوانيا انثى *fâouânyâ ounṣa*, P. corallina Retz.
La première portait encore le nom de « bois de la
croix » عُود الصَّليب *'oud aç-çalyb*, la seconde celui de
ورد الحَمير *ouard al-hamyr* « rose des ânes ».

183. Fesire, bryone, *fachira* فَشِرا. — Bryonia
dioica Jacq.; couleuvrée, vigne blanche; sa racine
est purgative; elle porte plusieurs noms chez les médecins arabes : هزارجشان *hazârjichân*, كرمة البيضة
karma al-baïda « vigne blanche », حالق الشَّعر *hâliq ach-
cha'ar* « qui coupe les cheveux ». — Voir le n° 184.

184. Fesire Sentanim, bryone, *fâchirchyn* فاشرشين.
— Bryonia alba L.; on la réunit parfois à la précé-
dente. C'est la vigne noire des anciens dont Matthiole
fait le tamier, Tamus communis L.

185. Fereng, étain, *pirinj* پيرج. — Ce mot est
persan et signifie bronze, alliage de cuivre et d'étain.
L'étain portait autrefois le nom de *raçâç* رَصاص, *qala'*
قلعى, *ânouk* آنُك; ce dernier mot signifie plomb chez
Avicenne, mais on le trouve avec le sens bien net

d'étain dans la traduction des alchimistes arabes par M. Houdas (Berthelot, *La chimie au moyen âge*). De nos jours, l'étain s'appelle قصدير *qaçdyr*, et le plomb *raçâc*. Matthæus Sylvaticus a fait *femezeg* du *féreng* de Sérapion.

186. Fu, valériane, *foû* فوه. — Valeriana officinalis L. ou V. Dioscoridis Sibth.

187. Fogel, radis, *foujl* فجل. — Raphanus sativa L.; à Beyrouth, c'est le nom d'une variété charnue, de 0 m. 25 de long environ. Entre pour une grande part dans l'alimentation populaire.

188. Fulfel, poivre, *foulfoul* فلفل. — Piper nigrum L.; une espèce voisine, P. longum L. (Chavica Roxburghïi Miq.), fournit le *Dâr foulfoul* دار فلفل. Le Poivre arabe est fourni par une Myrtacée, Eugenia Pimenta D. C. Pour la cuisine on emploie un mélange de Poivre arabe et de Poivre noir, et le mélange porte le nom de بهار *bahâr*. Pour terminer ce qui a trait au mot *foulfoul*, disons que le poivron, Capsicum annuum L., solanée, est le *flaïfla* فليفلة.

189. Galia, confection, *ghâlia* غالية. — Confection astringente connue aussi sous le nom de *soukk*; on la préparait en ajoutant à la confection *ramik* un peu de musc et d'huile de giroflée. La confection *ramik* elle-même était à base de noix de galle, miel, cannelle, etc. M. Sylvaticus indique plusieurs variétés

de galia : « g. sebellia, g. allefangie id est aromatica, g. metallina, g. regalis ».

190. GARCH, trèfle d'Alexandrie, *qourt* قرط. — Donné comme synonyme de *handaqouq* « mélilot bleu »; on trouve aussi le synonyme *thusf*, altération de *qourt* écrit *churt?* Le *qourt* est le Trifolium alexandrinum L., vulgairement برسيم *birsym*.

191. GARICUM, agaric, *ghâriqoûn* غاريقون. — Polyporus officinalis FR.

192. GAUR, laurier, *ghâr* غار. — Laurus nobilis L., δάφνη, Laurier d'Apollon. Des baies on retire une huile concrète verte, qui est en Syrie l'objet d'un grand commerce. A côté de ce Laurier, Sérapion étudie le Laurier d'Alexandrie, Ruscus hypoglossum, liliacée, le Daphnoïdes qui est la Lauréole, Daphne Laureola L., et le Chamedaphne, lauréole mâle, bois-gentil, garou, Daphne Gnidium L., dont l'écorce est encore employée comme épispastique. Ces deux derniers sont des Thyméléacées.

193. GEITALBULOT, pellicule interne des glands, *jaft al-balloût* جفت البلوط. — Voir le n° 326.

194. GELDALCHEBE, peau de bélier, *jild al-kabch* جلد الكبش. — On retrouve encore, à notre époque, la croyance populaire dans la vertu d'une dépouille encore chaude de mouton dans laquelle on enveloppe le patient, pour guérir les contusions générales à la suite d'une chute d'un endroit élevé. Galien en par-

lait déjà. Au Liban, quand quelqu'un tombe du haut d'une terrasse, un homme y monte et roule rapidement le cylindre destiné à l'entretien de la terrasse. Je n'ai pu savoir à quoi répond cette croyance.

195. GEPSIM, gypse, *jibsyn* جِبْسِين. — Sulfate de chaux naturel qui, par calcination, donne le plâtre.

196. GHASI ALCHALEB, satyrion, *khouçy aṣ-ṣaʿlab* خُصَى الثَّعْلَب. — Littéralement « testicules de renard »; c'est le satyrion de Dioscoride, Orchis anthopophora L.; Sprengel (*Hist. rei herb.*, t. I, p. 189) en fait avec doute la Tulipa suaveolens. Cette plante porte encore le nom de *qâtal akhyi* قَاتِل اخِيه « qui tue son frère », par allusion aux deux bulbes dont l'un se développe pendant que l'autre disparaît.

197. HABBEN, graines de ben, *habb al-bân* حَبّ البَلَن. — Moringa aptera GAERTH.; c'est le Balanus myripsica de Belon (p. 126), le glans unguentaria des anciens. On l'a confondu parfois avec le Salix ægyptiaca (n° 86). Ces semences, de la grosseur d'une petite noisette, de saveur amère, renferment une amande riche en huile grasse, inodore, purgative, employée dans l'industrie.

198. HABEL CULCUL, cassia tora, *habb al-qilqil* حَبّ القِلْقِل. — Cassia Tora L.; plante annuelle de l'Arabie et de l'Inde, à odeur fétide, dont les graines

sont réputées aphrodisiaques. Les autres parties de la plante sont employées comme topiques pour combattre les maladies de peau.

199. Habel I. Nil, Convolvulus Nil, *habb an-nyl* حبّ النّيل. — Convolvulus Nil L. (Ipomæa hederacea Jacq.), qu'il ne faut pas confondre avec l'indigo appelé aussi *nyl* (n° 157).

200. Habhagar, baies de genièvre, *habb al-'ar'ar* حَبّ العَرعَر. — Juniperus communis L. On retrouve en Syrie le J. oxycedrus L. qu'on distille pour préparer l'huile de cade.

201. Hab Zelim, souchet, *habb az-zalam* حَبّ الزَّلَم. — Les graines de Souchet, qui portent encore le nom de *habb al-'azyz* حَبّ العزيز (عَزّ 'azza « être fort, précieux »), sont les tubercules du Cyperus esculentus L. Ces tubercules, de la grosseur d'un gros pois, de couleur jaune brun, irréguliers, ont une saveur assez douce qui devient agréable lorsqu'on s'y est habitué. Ils font partie de l'assortiment de friandises que les Syriens croquent toute la journée : pois chiches grillés, pistaches au sel, graines de courge, etc. Les femmes les prennent comme galactologues.

202. Hachille, fève, *bâqila* باقلى. — Vicia Faba L.

203. Hacub, chardon-Marie, *'oukoub* عُكوب. — Silybum Marianum Gartn. Le traducteur de Sérapion ajoute le mot *alcardej*, dont j'ignore la pro-

venance ; est-ce l'altération de حرشف ou خَرشُف *har-chaf* ou *kharchouf*, nom de l'artichaut ? C'est possible. De nos jours, 'oukoub est le nom d'un petit cardon comestible.

204. HADES, lentille, 'adãs عَدَس. — Lens esculenta MOENCH.

205. HADHADH, lycium, *houdad* حُضَض. — Le Lycium était un extrait préparé avec un arbuste épineux qu'on identifie de diverses façons : Lycium afrum L., L. europæum L., L. mediterraneum DUN., Rhamnus Paliurus L., Berberis Lycium ROYLE. Dalechamps voulait y voir la plante qui produit la graine jaune d'Avignon (Rhamnus infectorius L.). Cet extrait portait encore le nom de خولان *khoûlân* et celui de فيلزهرج *fylzaharaj* « fiel d'éléphant ». La plante elle-même portait le nom de عَوسَج *'aousaj*. Le Lycium de Dioscoride se préparait avec les racines et les branches. La nature exacte du Lycium étant inconnue, on le remplaçait par l'acacia nostras, employé aussi comme succédané de l'acacia (n° 6). Le nom de *Lycium* venait de Lycie.

206. HAEL, miel, 'asal عَسَل.

207. HAERIS, soie, *haryr* حَرير. — Soie du Bombyx Mori. On l'employait soit filée, soit encore sous forme de cocon ; dans ce cas, elle portait le nom de إبريسم *ibrysam*. De nos jours, le cocon porte le nom de شَرنَق *charnaq* qu'on prononce *chrani* au Liban ; le

ver à soie est le دود الخَزّ *doûd al-khazz*, دود الحرير *doûd
al-haryr*, et dans le langage vulgaire قَزّ *qazz*.

208. HAERMIA, fruit d'agalloche, *harnoûa* حرنوة.
— Fruit de l'Aloexylon Agallochum LOUR., qui fournit le bois d'aloès. — Voir le n° 266.

209. HAFRAL IEUDI, bitume de Judée, *koufr al-
yahoûd* كفر اليَهُود. — Asphalte, mélange d'hydro-
carbures solides; l'insolubilité du bitume insolé dans
l'essence de lavande a été le point de départ de la
photogravure. Existe en grande quantité en Palestine;
employé pour faire les trottoirs. Le nom actuel du
Bitume de Judée est حمر *houmar* et حمّر *hoummar*.

210. HAFS, noix de galle, *'afç* عَفص. — Produite
par la piqûre du Cynips gallæ tinctoriæ sur le Quercus infectoria OLIV. On en retire le tannin.

211. HAGER ACHTAMACH, pierre d'aigle, *hajar al-
iktamakt* جر الإكتمكت. — Porte encore les noms de
حجر العُقَاب *hajar al-'ouqâb* « pierre d'aigle », حجر النَّسر
hajar an-nasr « pierre de vautour ». C'est un minerai
de fer en forme de géode, contenant un fragment
libre à l'intérieur.

212. HAGER ALBATO, perle, *hajar lou'lou'* جر
لوءلوء. — Concrétions calcaires qui se forment dans
certains mollusques, huîtres, moules, etc. Le nom
de perle en général est جَوْهَر *jaouhar*, qui signifie
aussi pierre précieuse; دُرَّة *dourra* est le nom de la

grosse perle et ﻟﺆﻟﺆ *lou'lou'* celui de la petite; la perle percée pour être mise en collier est ﺟﻤﺎﻧﺔ *jou-mána.*

213. HAGER ALBEZAHAR, bézoard, *hajar al-bád-zahar* ﺣﺠﺮ ﺍﻟﺒﺎﺩﺯﻫﺮ. — On trouve aussi l'orthographe ﺑﺎﺯﻫﺮ *bázahar.* On connaissait des Bézoards minéraux et animaux. Dans les deux variétés, il s'agit des concrétions formées par le dépôt en couches concentriques, autour d'un noyau central, de substances diverses. Parmi les Bézoards minéraux il y a les dragées de Tivoli, concrétions calcaires; parmi les Bézoards animaux, on trouve les calculs de la vésicule biliaire, de l'estomac et de l'intestin des ruminants. Les Bézoards étaient réputés bons contre tous les poisons, et ceux d'Orient, en particulier, étaient de vrais présents royaux. Ambroise Paré en démontra le peu de valeur dans une expérience restée célèbre : un condamné à mort consentit à prendre un poison et mourut malgré le Bézoard. Charles IX fit alors jeter le Bézoard au feu. (Ambroise Paré, *OEuvres*, p. 786. L. 21, des Venins, chap. 44.) — Les calculs biliaires du bœuf jouissent encore, dans la médecine populaire, de la réputation de guérir les morsures de serpents venimeux.

214. HAGER ALBUZEDI, grenat, *hajar al-bajády* ﺣﺠﺮ ﺍﻟﺒﺠﺎﺩﻱ. — Silicate d'alumine contenant des quantités variables de fer, chaux, etc. Le Grenat oriental est rouge cramoisi.

215. HAGER ALEZAOARD, lapis-lazuli, *hajar al-lázaouard* الأَزَوَرْد حَجَر. — Le Lapis-lazuli ou lazulite, outremer naturel, est un silicate complexe de chaux et de soude, renfermant des sulfates et des sulfures; sa belle coloration bleue le fait employer pour des ornements, mosaïques, etc. Sa poudre, très chère autrefois, est remplacée aujourd'hui par le bleu Guimet ou outremer artificiel.

216. HAGER ALIAZAHA, onyx, *hajar al-jaza'a* حَجَر الجَزَع. — Je me base, pour adopter cette identification, sur la description : « Et est lapis in quo sunt colores diversi, s. albus et niger et alii : et nunquam est sincerus unius coloris. » M. Sylvaticus n'a pas reconnu l'Onyx et le sépare de la pierre *giaçaa* ou *hager alcaçaa*. L'Onyx est une variété d'agate caractérisée par ses zones bien tranchées et de teintes diverses. Il ne faut pas confondre cet Onyx avec l'Onyx calcaire ou carbonate de chaux zoné.

217. HAGER ALMAGRITOS, magnétite, *hajar al-maghnâtys* المَغْنَاطِيس حَجَر. — Aimant naturel, μάγνης, μαγνῆτις, μαγνησία λίθος; c'est un oxyde de fer, un des meilleurs minerais. Il doit son nom à la ville de Magnesia d'où on le tira pour la première fois; c'est donc la même origine que magnésie. Clément-Mullet (*Essais de minéral. arabe*) cite la curieuse façon dont, au milieu du XIIIe siècle, les marins syriens se servaient de l'aimant naturel pour faire extemporanément une boussole au moyen d'une tige de fer flottant sur l'eau, portée par un débris de bois : il y avait

aimantation passagère, mais suffisante pour orienter la tige de fer.

218. HAGER ALMENSEN, pierre à aiguiser, *hajar al-misann* حجر المِسَنّ. — Les Pierres à aiguiser sont de composition variable : les grossières sont des grès siliceux plus ou moins fins; les fines, pierres à rasoir, sont des schistes argileux imprégnés de silice (noviculites, pierre d'hache ou *de hache*, ce qui serait plus correct).

219. HAGER ALYEUDI, pierre judaïque, *hajar al-yahoûd* حجر اليَهود. — Cidaris glandiferus, variété d'oursin fossile. Ibn al-Baïtar dit qu'on la trouve dans les montagnes de Beyrouth, à جوينة *Jouyna;* il existe en effet près de Beyrouth la ville de جونية *Jounya.* On trouve en abondance, dans le Liban, toute une faune marine fossile, riche en poissons et mollusques. — La forme du fossile en question est celle d'une olive ou d'un gland avec son pédoncule.

220. HAGER IACOT, corindon, *hajar yâqoût* حجر ياقوت. — Ὑάκινθος; c'est le nom générique qui sert à désigner les pierres précieuses de la famille du Corindon (alumine cristallisée); on lui ajoute un qualificatif fixant la couleur. C'est dans ce groupe qu'on trouve le rubis oriental, l'émeraude orientale, le saphir oriental, etc., qui sont respectivement rouge, verte, bleu, etc.

221. HAGER SALACHIL, cornaline, *hajar al-ʿaqyq* حجر العَقيق. — La Cornaline appartient au groupe du

quartz; c'est une variété d'agate, d'une seule couleur et particulièrement la variété rouge.

222. HAGER SOMBEDIG, émeri, *sounbâdij* سُنبادِج.
— L'Émeri, très abondant dans l'archipel (Naxos) et près de Smyrne, est un corindon riche en sesquioxyde de fer. On l'emploie pour le polissage des métaux.

223. HAIDHAM MAHARICHEB, os brûlés, *'izâm monhraqa* عِظام محـرَقـة. — Les os calcinés, riches en phosphate de chaux, sont encore employés en médecine; on leur substitue pourtant le phosphate de chaux pur qu'on en tire.

224. HAINEB, raisin, *'inab* عِنَب.

225. HAIS, épeautre, *'alas* عَلَس. — Il s'agit de deux variétés de Triticum : T. Spelta L. et T. monococcum L.

226. HALILIG, myrobalans, *ihlylaj* إِهلِيلَج et هِلِيلَج. — Voir le n° 71.

227. HALION, asperge, *hilyaoûn* هِلِيَون. — Asparagus officinalis L.; vulgairement on prononce *halyoun;* elle porte encore le nom de *al-asfarâ'* الاسْفَراع, altération du mot Ἀσπάργος. A Beyrouth, on consomme surtout les asperges sauvages qu'on apporte de Damas.

228. HAMAHA, cire, *chama'* شَمَع. — Cire d'abeille, Apis mellifica.

229. **Hambra**, ambre gris, ʿ*anbar* عَنبَر. — Calcul intestinal qui se forme chez le cachalot (Physeter macrocephalus), et qu'on recueille en morceaux volumineux à la surface de la mer au Japon et aux Antilles; longtemps regardé comme une sorte de bitume, ce ne fut qu'au xvi° siècle que Clusius en signala la véritable origine. Mais les médecins arabes devaient bien posséder quelques renseignements sur cette origine, puisque Avicenne prend soin de la réfuter. Employé en parfumerie seulement. Il ne faut pas le confondre avec l'ambre jaune ou succin.

230. **Hamdebut**, araignée, ʿ*ankaboût* عَنكبوت. — Ce n'était pas l'insecte lui-même qui était employé, mais sa toile.

231. **Hame**, chame, *khymy* خيمي. — Mollusque lamellibranche dont une seule espèce vit encore dans les mers chaudes, c'est le χήμη des anciens.

232. **Hameb Athahaleb**, morelle, ʿ*inab aṣ-ṣaʿlab* عِنَب الثَّعلَب. — Solanum nigrum L., encore employé comme narcotique.

233. **Hamehim**, basilic, *himâhim* حِمَاحِم. — Ocimum Basilicum L. — Voir le n° 73.

234. **Hamenis**, orcanette, *houmaïra* حُمَيرة. — Anchusa tinctoria L. (Alkanna tinct. Tausch.), qui porte encore le nom de رِجل الحَمَام *rijl al-hamâm*, traduction du nom *pes columbinus;* ceci est pour le nom seul; quant au produit étudié par Sérapion

sous ce nom, c'est l'amomum, *hamáma* حَمَامَا. Le nom vulgaire de l'Orcanette est هَوَا جواني *haoua jouany* « air intérieur », à cause de sa texture fistuleuse.

235. HANABROCH, alouette, *qounboura* قُنْبُرَة. — Alanda arvensis. L'alouette huppée est très commune en Syrie, et porte le nom de قُبَّر *qoubbar*.

236. HANDACHOCHA, mélilot bleu, *handaqoûqa* حَنْدَقوقى. — La plante étudiée chez Sérapion serait le Melilotus cœruleus DESV., l'espèce sauvage serait le Trigonella corniculata L., et l'espèce aquatique le Nymphæa Lotus L. De nos jours, *handaqoûqa* désigne le trèfle (Trifolium pratense L.), plus connu sous le nom de فِصَّة *fiçça*.

237. HAOSCER, asclépiade, *'ouchar* عُشر. — Asclepias procera L. — Voir le n° 541.

238. HARACH, sueur, *'araq* عَرق. — De nos jours, ce nom est celui d'une eau-de-vie anisée dont la consommation en Orient est effroyable et qui est la cause de l'alcoolisme; si les Syriens ne boivent pas de vin, par contre ils boivent très volontiers l''araq, dont la force alcoolique est dans les environs de 5o degrés.

239. HARAHA, courge, *qara'* قَرع. — Voir le n° 58.

240. HARBATUM, peucedanum, *yarbatoûr* يَرْبَطور. — Peucedanum officinale L.; ce mot est d'origine espagnole d'après Ibn al-Baïtar.

241. HARBE, silure, *jirry* جرّي. — Silurus glanis; le plus grand des poissons d'eau douce; sa peau est nue ou couverte d'une cuirasse osseuse.

242. HARIN, vigne, *karm* كرم. — Vitis vinifera L.

243. HARMEL, harmel, *harmal* حرمل. — Peganum Harmala L. Les graines jouissent de propriétés sudo-rifiques et surtout emménagogues, mais leur emploi amène une certaine ivresse joyeuse que Belon signa-lait déjà (*Singularitez*, p. 207); le même auteur dit que les Égyptiens usaient de la plante pour se par-fumer et chasser les mauvais esprits.

244. HARNA, cloportes, *hadya* هَدِيَة. — Le clo-porte ordinaire, Oniscus Asellus, et l'armadille, Ar-madillo officinarum, qui venait d'Italie, étaient em-ployés autrefois comme diurétiques; on les appelait encore « porcelets de Saint-Antoine ».

245. HARONIGI, doronic, *douroûnj* دُرونج. — Do-ronicum scorpioides LAM., petite plante de la famille des Composées qui jouissait autrefois de la réputation de guérir les morsures des animaux venimeux.

246. HARRAB, scorpion, *'aqrab* عقرب. — Scorpio europæus, de la famille des Arachnides.

247. HASACH, tribulus, *hasak* حَسَك. — Tribulus terrestris L., de la famille des Rutacées.

248. HASABEL DERRIRE, calamus aromaticus, *qa-çab ad-daryra* قَصَب الذَّريرة. — Le calamus aroma-

ticus était, pour Guibourt, la tige d'une gentianée, Gentiana Chirayta Roxb., mais par erreur. Il faut rapporter la drogue à l'Acorus Calamus L., acore vrai, dont le rhizome nous arrive aujourd'hui du sud de la Russie. L'odeur est aromatique et agréable, la saveur piquante et amère. Le nom vulgaire est عَقدة الرّيجة *'aqda ar-ryha.*

249. HASCE, thym, *hâcha* حَاشا. — Thymus vulgare L. ou plutôt T. capitatus Lam.

250. HASPEL, scille, *ichqyl* إشقيل. — Scilla maritima L.; elle porte encore d'autres noms : عُنْصَل *'ounçal,* بَصَل الغار *baçal al-fâr,* « oignon de souris ». La scille est encore employée de nos jours comme diurétique et expectorante; les anciens employaient déjà le vinaigre scillitique et le sirop de scille. A Beyrouth, les cordonniers emploient la scille fraîche, pilée, comme colle sous le nom de *bouçaïl* بَصَيِل (petit oignon), au même titre que le *syrâs.* — Voir ce dernier au n° 47.

251. HATAR, champignons, *foutr* فُطر. — Il s'agit des champignons en général, que Sérapion classe, comme Dioscoride, en deux groupes : les comestibles et les vénéneux. La truffe sera étudiée au n° 409. Vulgairement le champignon est خُبز الغرب *khoubz al-gharab* « pain du corbeau ». — Voir le n° 79.

252. HATIL ADIB, arbousier, *'açyr ad-doubb* عَصير الدّبّ. — Arbutus Unedo L. Le nom altéré de Séra-

pion peut venir soit du nom donné (suc d'ours), soit de celui de اييه قاتل *qâtil abyhi* « qui tue son père ». L'Arbousier, appelé vulgairement « fraise » par les paysans à cause de la forme de son fruit, est en réalité le قطلب *qoutloub*.

253. Haur, peuplier blanc, *haouar* حَوَر. — On employait les écorces et les bourgeons du Peuplier blanc, Populus alba L., et du Peuplier noir, P. nigra L.; ce dernier portait le nom de *haouar roûmy* حَوَر رُومي (n° 254) et on lui attribuait l'origine de l'ambre jaune.

254. Haur Romi, peuplier noir, *haouar roûmy* حَوَر رُومي. — Populus nigra L. — Voir le n° 253.

255. Hausab, passerage, *'ouççâb* عُصَّاب. — Voir le n° 460.

256. Hausig, lycium, *'aousaj* عَوسَج. — Voir le n° 205.

257. Hayron, datte, *haïroûn* هيرون. — Variété de Datte. — Voir le n° 420.

258. Hazez Alsacher, lichen, *hazâz aç-çakhar* حَزاز الصَّكر. — Littéralement « Lichen des rochers »; il s'agit sans doute d'un *Usnea*.

259. Hebel, fiente, *zibl* زِبل. — Les « fumées », pour conserver le vieux terme français, jouaient un grand rôle autrefois en thérapeutique, et il n'y a qu'à

parcourir la longue liste donnée par notre auteur pour s'en rendre compte. Certaines étaient plus employées que d'autres, et celles de chien nourri d'os riches en phosphate de chaux portaient le nom d'*album graecum*. La fiente humaine, qu'on distillait dans un alambic en ayant soin de « mettre au bec du chappiteau un petit nouet de musque », donnait une eau qui « délivre du haut mal, du calcul des reins, de l'hydropisie et prouffite beaucoup à ceux qui sont mords (mordus) de chien enragé ». (*Guidon des apothicaires.*)

260. **Heil**, grand cardamome, *haïl* ou *hyl* هَيِل ou هِيل. — L'identification de tous ces fruits est assez difficile. Le هيل *hyl* serait, pour Sérapion, le Cardamomum majus; ce grand cardamone fut remplacé par la graine de paradis, Amomum Melegueta Roscoe. Le petit cardamome هيل بَوَّا *hyl baoûa*, est fourni par l'Elettaria Cardamomum Maton.

261. **Heisenne**, orobe, *karsanna* كِرْسَنَّة. — Semence de l'Ervum Ervilia L. ou ers, et non de l'Orobus vernus L.

262. **Henne**, henné, *hinna* حِنَّاء. — Lawsonia inermis L. On emploie la poudre des feuilles pour teindre les ongles, la paume des mains, la plante des pieds en orangé. L'opération se fait en appliquant pendant une nuit la poudre humectée d'eau; si le lendemain on applique sur les mains un peu d'un mélange de chaux, d'huile et d'eau, la couleur passe

noir. Le henné est aussi employé pour teindre les cheveux en blond fauve; l'addition d'indigo donne une couleur noire, celle de brou de noix une couleur brune. À côté de ce henné, qui est dit « henné rouge, henné de la Mecque », on vend un autre henné dit « henné noir, henné de Bagdad » qui teint complétement en noir. Enfin, sous le nom de « les deux hennés », on vend un mélange de henné et de sesban, teignant aussi directement les cheveux en noir. Le henné est cultivé dans tous les jardins à cause de la suave odeur de ses fleurs. Avicenne dit que le henné et l'indigo sont la source où puisent ceux qui veulent teindre les cheveux en noir (L. 4, Fen 7, T. I, ch. xx).

263. Henta, froment, *hinta* حِنْطَة. — Triticum sativum Lam., vulgairement قَمَح *qamah*.

264. Hifenach, épinard, *isfânâkh* إِسْفَانَاخ. — Spinacia oleracea L.

265. Hilbane, petit cardamome, *haïl baoûa* هَيل بَوَّا. — Voir le n° 260.

266. Hoad, agalloche, *'oûd* عود. — Le bois d'aloès est fourni par Aloexylon Agallochum Lour., légumineuse. Il possède une saveur agréable et répand en brûlant une odeur agréable.

267. Hohas, cuivre, *nouhás* نُحَاس. — Le cuivre rouge est d'un emploi général en Orient pour les ustensiles de cuisine; on connaît en outre les splen-

dides objets en cuivre jaune (laiton) ciselé qui se
font à Damas.

268. Horach, chaux vive, *noûra* نُورَة. — De nos
jours s'appelle كِلس *kils* ou حَجَر الكِلس *hajar al-kils*;
la chaux éteinte كلس رَايِب *kils râïb*, et le lait de chaux
طرش *tarch*.

269. Horon, coton, *qoutn* قُطن. — Gossypium
herbaceum L.

270. Huderegi, erysimum, *toûdiry* تودري. —
S'écrit aussi تودري *toûdrí* et تودرج *toûdríj*, تودرخ *toûdríh*.
C'est le Sisymbrium orientale L., ἐρύσιμον de Dioscoride. Une variété, commune en France, S. officinale DC. (Erysimum off. L.), est connue sous le nom
d'« herbe aux chantres, velar, tortelle ».

271. Hunen, jujube, *'ounnâb* عنَّاب. — Rhamnus
Zizyphus L , vulgairement زُفَيزَف *zoufaïzaf*.

272. Huniure, ortie, *anjoura* أنجُرَة. — Urtica
urens L., et U. pilulifera L. Vulgairement قرِّيس
qourraïs ou قرِّيص.

273. Humadh, oseille, *hoummâd* حمَّاض. — Nom
générique de l'oseille ordinaire, Rumex acetosa L.;
dans la description de Sérapion, faite d'après Dios
coride, il s'agit de cinq espèces : R. acetosa L., R.
Patientia L., R. obtusifolius Forsk., ὀξυλάπαθον de
Dioscoride, R. Hydrolapathum Huds., R. acutus L.

...rement, on donne le nom de « petite oseille »,
... haummaïda, à l'Oxalis Acetosella L. ...

274. Hummaça, poire, koummaïtra كُمَّثْرى. — Pirus communis L. Vulgairement, la poire porte le nom de ... ou injâç اِنْجاص, qui, en réalité, est celui ... me.

275. Huxader, sel ammoniac, noûchâdar نوشادر. — Chlorhydrate d'ammoniaque des chimistes.

276. Iaroa, mandragore, yabroûh يبروح. — Mandragora officinarum L. et ses variétés. Cette solanée jouit de faibles propriétés médicales, et on l'a remplacée par la belladone. Le fruit porte le nom de ... louffâh. La racine de mandragore, bifurquée, a une vague ressemblance avec la partie inférieure du corps humain, d'où le nom d'« anthropomorphe » qu'elle portait. La superstition était encore accrue par une tromperie : on arrachait la plante avec précaution, on sculptait rapidement la racine, on replantait pour n'arracher définitivement que devant l'acheteur. On retrouve dans les collections de matière médicale des spécimens de ces grossières figures.

277. Iachaik Alnahamen, anémone, chaqâ'iq an-na'mân شَقائق النُّعْمان. — L'espèce sauvage semble être Anémone coronaria L., et la cultivée A. hortensis L.

278. Iafacti, sureau, *rafagha* رَفَغَا. — Sambucus nigra L., et peut-être S. Ebulus L. ou hièble. Le sureau porte en Syrie le nom de خَمَان *khamân*, et vulgairement celui de بَلَسَان *balasân*, impropre, puisque c'est celui du baumier.

279. Iantum, thapsia, *yantoûn* يَنْتُون. — Voir le n° 492.

280. Iasim, aunée, *râsin* رَاسِن. — Inula Helenium L.; porte encore le nom de gingembre de Damas زَنجَبِيل شامي *zanjabyl chámy* ou *balady* بلَدِي. Sérapion écrit *çinçiber sem*. Une variété d'aunée, I. viscosa L., est connue au Liban sous le nom de حَشِيشة البراغِيث *hachycha al-barághyṣ* « herbe aux puces », nom que nous donnons en France au psyllium.

281. Iauz, amande, *laouz* لَوز. — Amydalus communis L.

282. Iedem, ladanum, *ládan* لادَن. — Matière résineuse odorante qui exsude de divers cistes, Cistus ladaniferus L., C. Cyprius L., etc., et qu'on récoltait autrefois en peignant les poils des chèvres qui les broutent. Le ladanum, tombé dans l'oubli, contient une essence à odeur suave d'ambre. Sur les pentes du Liban poussent C. villosus L. et C. salviæfolius L. Le premier, ou ciste de Dioscoride, porte le nom de لِحية النَّيس *lihya at-taïs* « barbe de bouc ».

283. IENDEN, behen, *bahman* بهمن — Il y avait deux racines de ce nom : le b. blanc, Centaurea Behen L., et le b. rouge fourni par le Statice Limonium L. (?). Les behen étaient toniques.

284. IENDEM, roquette, *jarjyr* جرجير. — Eruca sativa Lam. [illegible]

285. IEUERS, panic-millet, *jáouars* جاورس. — Panicum miliaceum L. On écrit parfois جاورش *jáouarich*, qu'il ne faut pas confondre avec جوارش *jouárich*, variété d'électuaires.

286. IEUZBAUA, noix muscade, *jaouz baoûa* جوز بوا. — Fruit du Myristica fragrans Houtt, connu sous le nom vulgaire de *ajouz at-tyb* « noix odorante ». L'arille porte le nom de *macis*. — Voir les nᵒˢ 83, 489.

287. IEUZ HENDEM, mangoustan, *jaouz handam* جوز جندم. — Daoud al-Antaky donne l'orthographe جوز جندن *jaouz joundoum*; on trouve aussi كندم *koundoum*. Pour Sprengel, il s'agit d'un mangoustan, Garcinia Mangostana; Leclerc y voit plutôt un lichen du genre Lecanora.

288. IEUZ METHEL, datura metel, *jaouz mâsil* جوز ماسل. — Fruit du Datura Metel L. ou du D. alba Nees, employé comme vomitif et narcotique.

289. IEZAR, carotte, *jazar* جزر. — Daucus Carota L.

290. Iezemin, jasmin, *yâsmîn* ياسمين. — Jasminum officinale L. et J. Sambac L. Le nom de زنبق *zanbaq* est donné maintenant surtout à la tubéreuse, Polyanthes tuberosa L., qui porte encore les noms de *foull trablousy* فلّ طرابلسي « jasmin de Tripoli », et de *zanbaq mâr yousef* زنبق مار يوسف « jasmin de Saint-Joseph ». Le J. Sambac porte aussi le nom de *foull* فلّ, qu'il partage avec le Nyctanthes Arbor tirstis L.

291. Ichiam Alginde Beduster, castor, *hayoqân al-joundbâdastar* حيوان الجندبادشتر. — Littéralement : « l'animal au castoreum », Castor fiber. Le castoreum n'est pas constitué, comme on le croyait autrefois, par les testicules du Castor, mais par des glandes spéciales qu'on retrouve également chez le mâle et la femelle. Le castoreum vient de Sibérie et du Canada ; employé rarement comme antispasmodique.

292. Ingibar, terre d'Arménie, *anjibâr* انجبار. — Sérapion en fait la terre d'Arménie. — Voir le n° 498.

293. Iulinar, balaustes, *joullunâr* جلّنار. — Fleurs du grenadier sauvage, Punica Granatum L. ; elles nous venaient autrefois du Levant et étaient employées comme astringent. De nos jours, on prend en Europe les fleurs de l'arbre cultivé, mais ce sont les fleurs sauvages qu'on trouve dans les bazars ; on les emploie en collyres.

294. JOUMMÉZA, sycomore, joummaïz جميّز ... Ficus Sycomorus L.; encore nommé حماط hamât. ...

295. JAOUZ BAOÛA, noix muscade, jaouz baoûa جوز بوا. — Voir le n° 286. ...

296. KADI, pandanus, kâdy كادي. — Pandanus odoratissimus L. (Keura odorifera Forsk.). Ses graines ou son bois entraient dans la composition du fameux sirop de kadi employé contre la variole, les pustules, etc. Cohen el-'Attar nous en donne deux formules : bois de kadi, tamarin, $\widetilde{a}a$ 1/2 ratl; roses mondées, 1/4 ratl; nard indien, laque récente, $\widetilde{a}a$ 4 drachmes; semences de fenouil, écorce de racine de fenouil, $\widetilde{a}a$ 3 drachmes; faire bouillir le tout dans 4 ratl (artâl) d'eau jusqu'à réduction au quart; ajoutez suc de grenade, vinaigre de vin, $\widetilde{a}a$ 1/2 ratl; chauffer à feu léger jusqu'à consistance convenable.

297. KAFIT, patte, kaff كَفّ. — La patte des animaux quadrupèdes et des oiseaux s'appelle aussi رجل rijl; celle de devant et la main de l'homme يَد yad; kaff est plutôt la paume de la main; le pied de l'homme se dit vulgairement إجر ür.

298. KAFOR, camphre, kâfoûr كافور. — Le camphre est produit surtout par une lauracée, Laurus Camphora L. (Cinnamomum Camphora Nees); le camphre de Bornéo est fourni par la Dryobalanops aromatica Gärtn. (Diptérocarpées), mais est extrêmement rare. Le camphre se retire

par distillation du bois, et cette industrie est monopolisée par le gouvernement japonais, qui en a
réglementé la production. Mais des essais permettent
d'envisager la fabrication artificielle comme bientôt
possible. Sous le nom d'« eau de camphre » on employait déjà autrefois le produit connu de nos jours
sous le nom d'« essence de camphre », et qui accompagne le camphre solide dans la distillation.

299. **Kahiet alteis**, ciste, *lihya at-taïs* لِحْيَة التَّيْس.
— Ciste de Dioscoride, Cistus villosus L. — Voir
le n° 282.

300. **Kakabre**, ambre jaune, *kahraba* كهرباء. —
Voir le n° 306.

301. **Kamad**, cendres, *ramâd* رَماد. — Il s'agit
ici des cendres de bois et d'une solution concentrée
de carbonate de potasse obtenue par lessivage des
cendres.

302. **Kamir**, levain, *khamyr* خَمِير. — Agent de la
panification; on essaye de le réintégrer en médecine.

303. **Kanabel**, kamala, *qinbyl* قِنْبِيل. — Poudre
fine mobile, rouge, formée par de petites glandes
qui recouvrent les fruits et le dessous des feuilles du
Rottlera tinctoria Roxb. (Euphorbiacées), petit arbuste
de la péninsule indienne et de l'Abyssinie. Il est cité
par Ibn Kourdabah, géographe du ix⁰ siècle, parmi
les produits du Yémen (trad. Barbier de Meynard).

304. **Kandhel**, coloquinte, *hanzal* حَنْظَل. — Citrullus Colocynthis L., petite cucurbitacée très répan-
due dans les sables du littoral. Le fruit est un violent
purgatif.

305. **Kanisa**, gésier, *qâniça* قَانِصَة. — Partie de
l'appareil digestif des oiseaux constituée par une
poche très fortement musculeuse où s'achève la
trituration des aliments.

306. **Karabe**, ambre jaune, *kahraba* كهْرُبا. —
L'ambre jaune ou succin est une résine fossile qu'on
attribue au Pinus succinifer. On le retrouve surtout
dans les lignites de l'Allemagne et de la Baltique.
C'était l'ἤλεκτρον des Grecs. Son nom en persan veut
dire « attire-paille » (Avicenne); du mot grec est
venu « électricité ». Le succin figure encore au Codex
et entre dans la formule du baume de Fioraventi et
du sirop de Karabé. Les anciens croyaient que c'était
une sorte de peuplier qui fournissait l'ambre jaune
et c'est d'ailleurs sous le nom de حَوَر رومي *haur romi*
que Sérapion cite l'ambre jaune. — Voir le n° 253.

307. **Karen**, cornes, *qouroun* قُرون. — Les cendres
de cornes sont riches en carbonates alcalins; celles de
la corne de cerf, riches en phosphate de chaux, ont
été en usage jusqu'à notre époque. L'acétate d'ammoniaque, le plus employé des stimulants, n'est
qu'une modification de l'« esprit de Mendérer » obtenu
en dissolvant le sel volatil de corne de cerf dans le
vinaigre. Le sel volatil de corne de cerf était un

carbonate d'ammoniaque impur obtenu par distillation sèche des cornes. La corne de cerf, ne contenant pas de corps gras, est encore parfois employée
pour la préparation d'une gelée.

3o8. Karfs, céleri, *karafs* كَرَفس. — Voir le
n° 102.

3o9. Kartam, carthame, *qourtoum* قُرطُم. —
L'espèce sauvage est Carthamus lanatus I., et la
cultivée C. tinctorius L; cette dernière est cultivée
en Égypte pour ses graines oléagineuses et pour ses
fleurs qui, sous le nom de « safran bâtard », servent
à teindre les étoffes en rouge et aussi à falsifier le
safran.

3io. Kasab, roseau, *qaçab* قَصَب. — Arundo
Donax L., A. Phragmites L., et autres.

3ii. Kastara, bétoine, *kastara* كَشتَرة. — Beto-
nica officinalis L.; parfois encore usitée comme sternutatoire.

3i2. Kate alheniei, concombre sauvage, *qissa
al-himâr* قِثَّاء الحِمَار. — Voir le n° 3i4.

3i3. Kauroch, curcuma, *kourkoum* كُركُم. —
Curcuma longa L; on croyait autrefois à l'existence
de deux variétés de Curcuma, le C. rond et le C.
long, qui ne sont que le rhizome central et les rhizomes latéraux allongés de la même plante. Il contient une forte quantité d'huile volatile. On le cultive
en grand dans l'Inde non seulement pour la préparation de la poudre de *Carry*, si employée dans les

pays chauds, mais surtout pour la préparation de ces cuirs rouges ou fauves si recherchés en Orient, et qu'on prépare en grand à Damas.

314. KERR-ALLIEMAR, concombre sauvage, *qissa el-himâr* قثّاء الحمار. — Littéralement «concombre de l'âne». L'Ecballium Elaterium Rich. contient un purgatif violent, l'élatérine.

315. KEIRI, giroflée, *khyry* خيري. — Cheiranthus Cheiri L., à fleurs jaunes; on peut aussi rapporter à ce même nom les Matthiola très voisines, M. livida DC. et M. incana R. Br. Elle porte encore le nom de منثور *manthour*.

316. KERSENNE, probe, *karsanna* كرسنّة. — Voir le n° 261.

317. KERUA, ricin, *kharoua'* خروع. — Ricinus communis L.

318. KHULEM, lycium, *khoulân* خولان. — Voir le n° 295.

319. KESK, kichk, *kichk* كشك. — *Kichk* signifie «lait d'orge et orge préparé». Au Liban, le kichk est un aliment courant qui se prépare de la façon suivante : on prend du برغل *bourghoul*, gruau de blé, qu'on commence par laisser gonfler légèrement dans un peu d'eau, puis on lui mélange un peu plus de son poids de laban, vulgairement *lében* (لبن; voir le n° 334), et, après deux à trois jours de contact,

délai nécessaire pour que le lében devienne acide,
on fait sécher au soleil et on broie le tout entre les
mains, par frottement; la poudre grossière obtenue
se conserve pendant un an et plus. Le lében est du
lait caillé à l'aide d'un ferment spécial.

320. KITIRA, gomme adragante, *kaşyra* كثير. —
Gomme fournie par Astragalus gummifer Lab. et
autres, arbustes épineux de Syrie et d'Asie Mineure.

321. KITRAN, goudron, *qitrân* قطران. — Ce nom
s'appliquait spécialement à la térébenthine du cèdre;
de nos jours c'est le nom du goudron de pin. Sous
le nom de *qoûtrany* on emploie en menuiserie un
bois fauve, très résineux, fourni par le cèdre et
venant de Caramanie. — Voir le n° 470.

322. KODHAB, luzerne, *qadb* قضب. — Luzerne
fraîche. — Voir le n° 18.

323. KONDER, encens, *koundour* كندر. —Gomme-
résine fournie par divers Boswelia qui habitent les
parties chaudes de l'Afrique orientale et la côte sud
de l'Arabie, B. Carterii BIRDWOOD, B. serrata ROXBG.
Il porte encore le nom de لبان *loubân*, d'où le nom
« oliban ».

324. KULB, lithospermum, *qoulb* قلب. — Lithospermum officinale L. (?).

325. KULKAS, colocase, *qoulqâs* قلقاس. — Arum
Colocasia L. et Nymphæa Nelumbo L., dont la racine

portait aussi le nom de colocase ». La première, déjà cultivée en Syrie en 1600 av. J.-C., fut confondue avec le Lotus rose, N. Nelumbo, et avec le bacbnin, N. Lotus et N. cœrulea L. J'ai isolé de l'A. Colocasia une saponine et un alcaloïde volatil (*Bull. sc. pharmac.* août 1904; mars, mai 1905).

326) KULLOT, gland, *balloût* بَلُّوط. — Gland du chêne, Quercus Robur L.; l'arbre est شَجَرة البَلُّوط *chajara al-balloût* « l'arbre aux glands ».

327. KOMMA, grenade, *roummân* رُمَّان. — Punica Granatum L.; on en cultive deux variétés; à fruits doux et aigres. Les fleurs du grenadier sauvage ou « balaustes » portaient le nom de *joullanâr*. — Voir le n° 293.

328. KORA, courge, *koûsa* كوسى. — Voir le n° 58.

329. KUSBOR, coriandre, *kouzbara* كزبرة. — Coriandrum sativum L.

330. LAHAM ALFAHAY, chair de vipère, *lahm alafa* لحم الأفعى. — Vipera Aspis dont la chair entrait dans la composition de la thériaque, et qui n'en disparut qu'à notre époque.

331. LAFA, spathe de palmier, *koufra* كُفرى. — Phœnix dactylifera L.

332. LASAHATEN, nascaphthon. — Νάσκαφθον de Dioscoride, qui est inconnu; Sérapion lui donne

aussi le nom de *nabach* ce qui est une erreur, le
nabaq étant le fruit du Zizyphus Lotus Lam.
(n° 427), à moins que *nabach* ne soit une altération
de *bounk* بُنك ou racine de أُمّ غَيلان *oum ghaïlân*,
Acacia vera Wild., qu'on a rapproché du nuscaph-
tion de Dioscoride.

333. LEBLEL, liseron, *lablâb* لبلاب. — Convolvulus arvensis L., ou C. farinosus L.; il porte encore
le nom de حَبل المَساكين *habl al-masâkyn* « corde des
pauvres », et celui de لبلاب الصَّغير *lablâb aç-çaghyr*.
En Syrie, le lablàb est un grand haricot, à belles
fleurs violettes, Dolichos Lablab L., cultivé comme
plante ornementale.

334. LEBEN, lait, *laban* لَبَن. — Le lait porte
plutôt le nom de حَليب *halyb*, et le nom de *laban*
لَبَن désigne une sorte de lait caillé qu'on prépare
avec un ferment spécial non encore isolé, et qui
agit à la façon de la présure. Pour préparer le laban
on prend du lait chaud (il faut qu'il soit assez chaud
pour qu'on ne puisse pas y tenir le doigt plus de
trente secondes) et on y délaye un peu du laban
de la veille ou *roubb* رُبّ, puis on maintient au chaud.
Au bout de peu de temps le lait forme une masse
homogène à consistance de gelée. Dans cette préparation rien ne peut remplacer le roubb, et mes recherches pour en connaître la source première ont
été vaines.

335. LENGIBIL, gingembre, *zanjabyl* زنجبيل. — *Zingiber officinale* Roscoe, le rhizome de cette amomacée, employé de toute antiquité dans l'Inde, fut connu des Grecs et des Romains. La culture en fut introduite en Amérique au XVI° siècle. Le gingembre renferme une huile essentielle aromatique et une saveur brûlante; on en prépare une confiture estimée dans les pays chauds. L'aunée (n° 280) porte le nom de *zanjabyl balady*. Abd Allatif faisait du rhizome de Lotus rose le gingembre d'Égypte. — Voir le n° 325.

336. LEA, myrrhe, *mourr* مرّ. — Voir le n° 384.

337. LEUZ, noix, *jaouz* جوز. — Junglans regia L.

338. LEUZ ALKEI, noix émétique, *jaouz al-qaï* جوز القيء. — On identifie souvent la noix vomique des anciens avec la nôtre, Strychnos Nux vomica L.; c'est une erreur que j'ai faite aussi. La noix vomique se donnait à la dose de 1 à 2 drachmes, soit 3 à 6 grammes, ce qui correspond à 3 et 6 centigrammes de strychnine, dose mortelle pour un adulte. D'autre part, le fruit en question avait, d'après Sérapion et Ibn-al-Baïtâr, la grosseur d'une noisette, tandis que le fruit du vomiquier a celle d'une orange. On peut encore rapprocher la description d'Ibn al-Baïtâr : « Le volume est celui d'une noisette; dans l'intérieur existent des cloisons entre lesquelles sont des graines, pareilles à celle du grand pin, au milieu d'un liquide laiteux » de celle de Forskal : « Le fruit est

une capsule obovale de 2 centimètres et demi de long, triloculaire; les graines sont oblongues. » La plante de Forskal est le Trichilia emetica Vahl., identique, sans doute, avec Elkaia yemenensis Forsk., qui produit le جوز الرَّقع *jaouz ar-rouqaʿ*. Matthiole avait déjà fait observer que la noix émétique n'était pas le « tue-chien ». Dans les bazars de Beyrouth, la noix vomique porte parfois encore le nom de كِشْلي, *kichly*.

339. LEUZ ALRACHAHA, elkaya, *jaouz ar-rouqaʿ* جوزالرَّقع. — Elkaia yemenensis FORSK.

340. LISEN ALHAMEL, plantain, *lisân al-hamal* لِسَانلْحَمَل. — Plantago major L. Littéralement « langue d'agneau »; porte encore les noms de دَنب *danab al-fâr*, « queue de souris », اذان الجدي *adân al-jady* « oreille de chevreau ».

341. LISEN ALTHAUR, buglosse, *lisân aṣ-ṣaour* لسان الثَّور. — Anchusa italica L.; littéralement « langue de taureau »; ce nom s'applique aussi à la bourrache, Borrago officinalis L., qui porte encore les noms de حِمْحِم *himhim* et de كاوزوان *kâouzaouân*.

342. LISEN HASAFIR, fruits de frêne, *lisan al-ʿaçâfyr* لسان العَصافير. — Fraxinus excelsior L.; littéralement « langue d'oiseaux ». — Voir le n° 154.

343. LOFAH, fruit de mandragore, *louffâh* لُفَّاح. — Voir le n° 276.

344. Lubia, haricot, *loûbya* لُوبِيا. — Phaseolus vulgaris L.

345. Lubon, fromage, *joubn* جُبن. — Fromage pressé.

346. Luf, arum, *loûf* لوف. — Sous ce nom on a compris plusieurs aroïdées : Arum Dracunculus L., لوف الحيّة *loûf al-hayya* « arum serpentaire », A. vulgare Lam., صَارّة *çâra*, et un Arisarum, A. italicum L., peut-être.

347. Luzach, orme, *baoudâq* بوداق. — Voir le n° 154.

348. Macharcaraha, pyrèthre, *'aqarqarha* عَقَرقَرحا. — Anthemis Pyrethrum L., pyrèthre d'Afrique, p. salivaire, dont la racine est toujours employée comme dentifrice; on lui substitue souvent la racine de pyrèthre d'Allemagne, Anacyclus officinarum Heine. Quant à la poudre insecticide, elle est préparée avec les fleurs de P. roseum M et P. carneum M. Brst, qui poussent au Caucase.

349. Machla, palmier, *nakhl* نَخل. — Dattier, Phœnix dactylifera L. — Voir le n° 420.

350. Mahaleb, prunier Mahalab, *mahlab* مَحلب. — Prunus Mahaleb L. L'amande intérieure, de la grosseur d'un petit pois, est employée comme aromate dans la cuisine arabe. Sérapion cite Dioscoride et Galien qui n'ont pas parlé du Mahaleb. Diosco-

ride a parlé du Philyrea, Tilia vulgaris Heyne ou
T. europæa L.

351. Maharoth, racine d'asa, *mahroûs* كَحْرُوت. —
Voir le n° 3o.

352. Marmachor, origan maru, *marmâkoûr*
مرماحور. — Origanum Maru L.; Sérapion en fait à
tort le nom de la mélisse. On trouve les variantes :
مرماخور *marmâkhoûr*, مرماحوز *marmâhoûz*.

353. Martech, litharge, *mourtak* مُرتَك. — Oxyde
de plomb; les anciens distinguaient diverses sortes
de litharge suivant qu'on l'obtenait d'un minerai de
plomb, du plomb, ou enfin si elle prenait naissance
pendant l'affinage de l'argent. La litharge est d'un
usage courant en pharmacie; elle porte encore le
nom de مُرداسنج *mourdasanj*, et vulgairement de مُرسنك
moursank.

354. Marua Yantusa, ballote, *marouba ballatyoûsa*
مروبة بَلتيوسَة. — Ballota nigra L. Ce nom se trouve
écrit مروبة بَنثوشة *maroûba banşoûcha*, مروبة بُنتوشة *ma-*
roûya bountoucha, provenant de confusion dans la
ponctuation. D'après Leclerc, l'article de Sérapion
se rapporterait à un Stachys.

355. Mauz, banane, *maouz* موز. — Musa para-
disiaca L.

356. Mehiçaharagi, coque du Levant, *mâhyzahra*
ماهيزهرة. — Menispermum Cocculus L. Les se-

mences jouissent de propriétés stupéfiantes qu'elles doivent à un principe, la picrotoxine; on les emploie surtout pour la pêche du poisson, procédé sauvage et interdit; la picrotoxine est rarement employée contre la chorée. Le nom vulgaire à Beyrouth est حوز *haouz*.

357. MEZARAGI, coque du Levant.

358. MELEH, sel marin, *milh* مِلح. — Sel ordinaire, chlorure de sodium; vulgairement *meleh*. Les anciens connaissaient le sel retiré de la mer et le sel gemme ملح اندرانى *milh andarâny*. Le sel gemme joue encore un rôle considérable dans le commerce du Soudan : les grandes barres de sel sont facilement transportables sans emballage et, en outre, difficiles à voler.

359. MEMITHE, glaucium, *mâmyṣa* مَامِيثَاء. — Glaucium corniculatum CURT. L'extrait de Glaucium, mis sous forme de petits magdaléons de la grosseur et de la forme d'un noyau de datte, constituait le *sief memithe* de l'Antidotaire de Sérapion l'ancien. *Sief* est l'altération du mot شياف *chyâf*, sorte de collyre. — Voir le n° 17.

360. MEN, manne, *mann* مَنّ. — Le nom de « manne » s'applique à des produits divers : il y a le تَرَنْجُبِين *taranjoubyn*, fourni par Alhagi Maurorum TOURN., le خَشْكَنْجُبِين *khachkanjoubyn*, par Tamarix mannifera EHREND., et شيرخشك *chyrkhouchk*, le

siracost du moyen âge, par Salix rosmarinifolia L.
De nos jours, la manne se récolte en abondance sur
le chêne à noix de galles, en Mésopotamie, et rentre
dans l'alimentation courante; on la conserve sous
forme de pains noyés dans la farine.

361. MENDANA, épurge, *mâhoûbdâna* ماهوبدانة.
— Euphorbia Lathyris L.; Sérapion la sépare des
euphorbes. Les graines d'épurge sont un purgatif
dangereux.

362. MENIM, graisse. — Je ne sais trop d'où
peut venir ce mot; on peut le rapprocher de دَسَم
dasam, سَمَن *saman*, خِلم *khilm*, شَحْم *chahm*, qui tous
signifient « graisse ou corps gras ».

363. MERGEN, corail, *mourjân* مرجان. — Corallium rubrum. — Voir le n° 56.

364. MERMEX, abricot, *michmich* مِشمِش. —- Prunus armeniaca L.; vulgairement *mouchmouch*. On
en distingue deux variétés : celle à amande douce,
m. laouze, qu'on mange à peine formée, et celle à
amande amère. Damas est le pays des abricots.

365. MERZENIUS, marjolaine, *marzanjoûch*
مَرزنجوش. — Origanum Majorana L. On écrit aussi
مَردَجوش *mardajoûch*, مَردَقوش *mardaqoûch*; porte encore les noms de حَبق الفيل *habaq al-fyl*, عَنْقَز *'an-
qaz*.

366. **Mes**, mâch, *mâch* ماش. — Phaseolus mungo
L. — Voir le n° 45.

367. **Mescatramefir**, dictame, *machkatrâmachyr*
مَشْكَطْرامشير. — Origanum Dictamnus L., labiée.
On écrit aussi مَشْكَطْراميثع *machkatramyṣaʿ*. On l'a
confondu parfois avec le Dictamnus albus L., fraxi-
nelle blanche, de la famille des Rutacées. Porte encore le nom de نيجل *nyjl*.

368. **Mestehc**, mastic, *maçtaka* مَصْطَكى. — Résine du Pistacia Terebinthus L., arbre de l'archipel
grec, toujours employé comme masticatoire; et c'est
à cette pratique que certains dentistes attribuent la
beauté de la dentition des Orientaux. Le mastic sert
aussi à aromatiser une eau-de-vie qui prend son
nom.

369. **Mezerion**, mezereum, *mâzaryoûn* مازريون.
— Daphne oleoides Schr., appelé encore زيتون
الارض *zaïtoûn al-ard* « olive de terre ». Une variété, D.
Gnidium L., garou, est officinale en France.

370. **Miha**, styrax, *maïʿa* مَيِعَه. — Il y a confusion dans Sérapion : le produit cité par Dioscoride
est le *stacté*, préparation de myrrhe et d'huile. Le
styrax solide ou storax, إصْطَرك *istourak*, est une résine fournie par Styrax officinale L., عَبهَر *ʿabhar*,
styracée; la résine molle, لبْنَى *loubna*, constituait le
styrax liquide, aujourd'hui fourni par le Liqui-
dambar orientalis **Miller**, hamamelidée : c'est une

résine molle, balsamique. Le storax calamite ou styrax en roseau était un mélange de styrax liquide avec l'écorce de l'arbre. Tous ces produits, très recherchés autrefois, sont devenus rares. Le Styrax off. porte vulgairement le nom de شجرة البخور *chajara al-bakhour*, plante à l'encens, et de شجرة الخوز *chajara al-haouz*.

371. Mihad, racine inconnue, *moughâs* مغاث. — Racine aphrodisiaque qu'on a attribuée au grenadier sauvage, Punica Granatum L., mais sans grande preuve. Ishaq ibn-Amran, cité par Sérapion, dit pourtant que le fruit ressemble à celui du grenadier des jardins.

372. Mirmix, abricot, *michmich* مشمش. — Voir le n° 364.

373. Misch, musc, *misk* مسك. — Matière odorante contenue dans une poche ventrale du chevrotain porte-musc, Moschus moschiferus.

374. Mochial Halhadam, moelle des os, *moukhkh al-ʿazam* مخّ العظم. — Employée encore en médecine pour suralimenter les tuberculeux.

375. Mogar, terre de Sinope, *maghra* مغرة. — Sorte d'ocre, c'est-à-dire d'argile très fortement ferrugineuse.

376. Molocal, bdellium, *mouql* مقل. — Voir le n° 378.

377. MOLOCHIA, corète, *maloûkhyâ* مَلوخيا. — Corchorus olitorius L., légume très estimé en Égypte.

378. MOLOCHIL, bdellium, *mouql* مُقل. — Gomme-résine fournie par le Balsamodendron africanum ARN. Il y avait deux sortes de bdellium : le b. d'Arabie, qui est celui-ci, et le b. de l'Inde, fourni par deux plantes voisines, B. Roxburghii ARN. et B. Muckul HOOKER. Le bdellium est en masses plus ou moins translucides, amères; encore employé rarement en médecine.

379. MOLECHIL DE MACHI, palmier doum, *mouql makky* مُقل مَكّي. — Hyphaene thebaica MORT., très commun dans la Haute-Égypte; ses fruits, de la grosseur d'une poire, ont un péricarpe à texture spongieuse et à saveur sucrée. Le traducteur de Sérapion fait une erreur : le chapitre 117 est intitulé : « De bdellio, Molechil de machi », alors qu'il faut, en réalité, aller au chapitre 294 pour trouver le bdellium. Le nom courant est دوم *doûm*.

380. MU, meum, *moû* موء. — Meum athamanticum JACQ.

381. MUM, propolis, *moûm* مُوم. — Matière résineuse balsamique, plus ou moins colorée en brun rougeâtre, et que les abeilles emploient comme mastic pour tapisser leur ruche et pour en boucher les trous. Le propolis semble provenir de l'enduit qui recouvre les bourgeons de peuplier et de saule.

382. Mumie, momie, *moûmya* موميا. — Pissalphalte, bitume ramolli naturellement par du naphte. C'est avec cette substance que les Égyptiens pauvres conservaient leurs cadavres. Mais sous le même nom de momie on employa aussi les cadavres momifiés eux-mêmes, et Pierre Pomet nous a laissé des détails sur les falsifications que subissaient ces produits.

383. Mumiez, sycomore, *joummaïz* جُمَّيز. — Voir le n° 294.

384. Mura, myrrhe, *mourr* مُرّ. — Gomme-résine fournie par le Balsamodendron myrrha Nees, ou par le B. Ehrenbergianum Berg, qu'on réunit parfois au B. Opobalsamum Kunth, l'arbre qui fournit le baume (n° 69). En réalité, nous ne savons encore rien de bien fixe à ce sujet. La myrrhe, autrefois considérée comme une matière précieuse, est tombée dans l'oubli.

385. Muri, garum, *mourry* مُرّي. — Saumure préparée avec des intestins d'anchois et qu'on employait aussi contre les ulcères et les morsures d'animaux venimeux. De nos jours, les poissons conservés dans la saumure portent le nom vulgaire de سَلامورة ou سنامورة *salâmourra* ou *sanâmourra*.

386. Nabach, fruit du lotus, *nabiq* نَبِق. — Fruit du Zizyphus Lotus Lam. — Voir le n° 427.

387. Nadid, fer, *hadyd* حديد. — Fer ordinaire; l'acier est بولاد *boulâd*.

388. Nahanaha menthe, *na'na'* نَعْنَع. — Mentha piperata L.

389. Naid, œuf, *baïd* بَيض. — Œuf de poule.

390. Nanachach, amıni, *nânkhaoua* نانْخَواة. — Apium Ammi Urb. (Sison Ammi L.).

391. Naramusch, inconnu, *nârmouchk* نارمشك. — En persan « musc de grenade », ce que le traducteur de Sérapion a traduit par *moût, mustum;* on a fait du *nârmoushk* la fleur du grenadier sauvage, et Sprengel, l'Ignatia amara (Strychnos Ignatii Berg.).

392. Narces, narcisse, *narjis* نرجس. — Narcissus pseudo-Narcissus L.

393. Nard, rose, *ouard* وَرد. — Le mot en lui-même signifie « fleur », et en particulier la rose et toutes ses variétés.

394. Narneth, orpiment, *zirnykh* زرنيج. — Sulfure jaune d'arsenic plus ou moins impur.

395. Neb, dent, *nâb* ناب. — C'est la dent canine; l'incisive est سِنّ *sinn*, la molaire ضِرس *dirs*.

396. Negil, chiendent, *najyl* نَجيل. — Triticum repens L.

397. Nemen, serpolet, *nammân* نَمَّان. — Thymus Serpillum Fries.

398. Neregil, cocotier, *nârjyl* نارجيل. — Cocos nucifera L., appelé vulgairement جوز هندي *jaouz*

hindy « noix indienne ». La noix de coco est un fruit très agréable qui est recherché par les Musulmans, peut-être à cause de sa réputation d'être aphrodisiaque, ou plutôt parce qu'il jouit de propriétés vermifuges et tænifuges.

399. NERSIN, églantier, *nisryn* نِسرين. — Rosa canina L.

400. NILOFAR, nénufar, *naïloûfar* نَيلُوفَر. — Nymphæa alba et N. lutea L. De nos jours, on donne en Égypte le nom de *noufar* نوفر au N. Lotus L. et au N. cœrulea L., connus aussi sous le nom de بشنين *bachnyn;* le premier était le *bachnyn al-khanzyr*, b. des porcs, et le second le b. arabe, *bachnyn ʿaraby;* ces deux plantes fournissent leurs rhizomes à l'alimentation populaire et jouissent de la réputation d'être aphrodisiaques.

401. NIXE, amidon, *nacha* نشاء. — Porte encore le nom de نشاستج *nachâstaj*, dérivé du persan.

402. NOKALE, son, *noukhâla* نُخَالة. — Partie externe du grain séparée par tamisage; ce mot dérive du verbe نَخَلَ *nakhala* « tamiser ».

403. NORF, cresson, *hourf* حُرف. — Lepidium sativum L. Porte encore les noms de تفّاء *touffa* ou ثفّاء *çouffa*, ou plutôt de رشاد *richâd*. Dans son article, Sérapion cite le cresson des toits, qui serait le Thlaspi Bursa Pastoris L., et le cresson oriental, Lepidium

Draba L. Le cresson ordinaire de fontaine, Nasturtium officinale R. Br., porte le nom de كُرَّة *qourra*.

404. Nuchareh Veasab, sciure de bois, *noachara al-khachab* نشرة الخشب. — Il s'agit en réalité de vermoulures.

405. Olba, fenugrec, *halba* حَلبة. — Graines du Trigonella Fœnum græcum L., amères, mucilagineuses, employées comme émollientes, surtout pour l'usage externe.

406. Paue, garance, *foâa* فُوّة. — Rubia tinctorum L.; dans les environs de Beyrouth poussent les R. Olivieri Richard et R. Aucheri Bois.

407. Pustech, pistache, *foustouq* فُسْتُق. — Pistacia vera L. Les fruits sont mangés soit au naturel, mais ont une saveur térébenthineuse, ou mieux macérés dans de l'eau salée, puis grillés légèrement. On a parfois confondu les pistaches avec les « graines vertes », fruits du térébinthe, P. Terebinthus L.

408. Raienegi, fenouil, *râzyánij* رازيانج. — Fœniculum vulgare Mill.

409. Ramech, truffe, *kama* كمأ. — Tuber melanosporum Vittad, truffe noire; T. mesentericum Vittad, truffe jaune fauve, qui pourrait être celle de Dioscoride. Quant à la truffe de Damas, d'un blanc jaunâtre, ce serait peut-être le Terfezia leonis Tul.

410. **Ramich**, confection, *râmik* رامك. — Confection astringente. — Voir le n° 189.

411. **Ras**, tête, *râs* راس. — Tête des animaux; Galien préconisait les têtes de poissons salés.

412. **Rasas**, plomb, *raçâç* رَصَاص. — Le plomb portait autrefois les noms de أبَار *abâr*, أسرب *ousroub*; le nom de *raçâç* s'appliquait plutôt à l'étain (n° 185); pour désigner le plomb, on ajoutait le qualificatif « noir ».

413. **Raued**, rhubarbe, *râouand* راوَند. — Rheum palmatum L. et R. officinale **Baillon**. La rhubarbe connue depuis l'antiquité, ne fut déterminée botaniquement qu'à notre époque : c'est le rhizome d'une plante qui fut découverte en 1867 par des missionnaires français et expédiée à Paris. Une sorte de rhubarbe, récoltée peut-être sur les bords du Pont, portait le nom de Rha ponticum, d'où *rhapontic*, nom des rhubarbes récoltées en Europe. La Rhubarbe de Chine qui arrivait par la voie de Boukhara portait le nom de Rha barbarum, d'où « Rhubarbe ». La rhubarbe jouit pendant longtemps d'une vogue considérable : la Russie en monopolisa le commerce en 1704. De nos jours, on reçoit encore de la rhubarbe de Chine, mais on la cultive aussi en Europe où les feuilles sont entrées dans l'alimentation.

414. **Raxach**, gomme ammoniaque, *ouchchaq* أشَّق. — Gomme-résine de Dorema ammoniacum **Don**

415. Raxos, artichaut, *harchaf* خَرشَف . — Cynara Scolymus L. On écrit aussi خَرشَف *kharchaf* ou *kharchouf;* un autre nom est celui de كَنكَر *kankar* ou كنكر بُسْتانِي *kankar boustány;* vulgairement l'artichaut s'appelle ارضي شَوكِي *ardy chaouky,* nom qui a certainement une origine européenne, car on ne peut nullement y voir « épine de la terre », nom qui serait شَوكة الارض *chaouka al-ard.*

416. Reiofricon, hypericum, *hyoûfâryqoân* هيوفاريقون . — Il s'agit ici de divers Hypericum dont, d'ailleurs, le mot arabe est la traduction : H. barbatum Jacq., H. perforatum L. (Mille-pertuis), H. perfoliatum L., H. coris L., qui seraient respectivement l'hypericum ὑπέριχον, l'ascyron ἄσχυρον, l'androsæmon ἀνδρόσαιμον et le coris χόρις de Dioscoride.

417. Rulungen, galanga, *khoulanján* خولنجان . — Rhizome de l'Alpinia officinarum Hance, plante à port de roseau qui pousse en Extrême-Orient et qui fut introduite en thérapeutique par les médecins arabes (Al-Kindy, ix° siècle). Ce ne fut que dix siècles plus tard qu'on connut la plante qui fournissait la drogue. Le rhizome de galanga, à odeur aromatique et saveur forte n'est plus employé en thérapeutique; on lui substitue souvent celui de l'Alpinia Galanga Swartz.

418. Ribes, ribès, *rybás* ريبَاس . — Rheum Ribes L. On emploie couramment dans la médecine popu-

laire arabe les tiges de cette polygonacée qu'on récolte surtout à Zahlé sur les confins du Liban. Le rob et le sirop de ribès remplacent le sirop de rhubarbe comme laxatif. On a confondu autrefois le ribès des Arabes avec le groseiller Ribes rubrum L.

419. Rich, poumon, *rya* ريّة. — Le poumon de renard avait grande réputation autrefois. De nos jours on essaie d'employer le poumon en opothérapie.

420. Rorab, datte, *routab* رُطب. — C'est le fruit mûr et frais du dattier Phœnix dactylifera L., *nakhl*; la datte qui commence à verdir porte le nom de بلح *balah*, nom que l'on donne aussi au dattier; la datte non encore arrivée à maturité est بُسر *bousr*; la datte mûre et sèche, telle qu'elle arrive en Europe, تَمَر *tamr*, vulgairement *tamar*. En Syrie pousse une variété de dattes jaunes, plus ou moins grosses, mais qui n'ont pas la saveur douce des dattes d'Algérie. En Égypte on cultive surtout la variété à gros fruits rouges devenant bruns à maturité et doux.

421. Roreathalmi, ache des marais, *karafs al-ma* كرفس الماء. — Apium graveolens L. — Voir le n° 102.

422. Saber, aloès, *çabr* صَبِر. — Suc des feuilles de l'Aloe vera Mill et autres. Ce produit, qui venait autrefois surtout de l'île de Socotora, d'où le nom de socotrin ou sucotrin, arrive maintenant de tous les points du globe, Cap, Barbades, Arabie, etc.

423 Sabon, savon, *çâboun* صابون. — Le nom arabe dérive du latin *sapo*, qui lui-même dériverait, d'après Pline, d'un mot gaulois. Les noms techniques du savon sont جَمَع *daja'*, غَاسول *ghâsoul*.

424. Sac, laque, *lakk* لَكّ. — Résine produite par un insecte, Tachardia lacca R. Blanchard, qui vit sur certains arbres, surtout des Ficus, F. laccifera Roxbg, F. religiosa L., etc., le jujubier. La gomme-laque arrive de l'Inde et de Madagascar. Il ne faut pas confondre cette résine avec le suc laiteux de divers Rhus, R. vernicifera DC, R. succedanea L., etc., qui, par oxydation à l'air humide donne ces beaux vernis noirs, appelés aussi « laque », que nous admirons sur les bois laqués japonais.

425. Sachabenegi, sagapenum, *sakbynaj* سَكْبِينَج. — Gomme-résine qu'on croit produite par le Ferula Scowitziana DC; c'est le serapinum du moyen âge, devenu introuvable.

426. Sacolla, cardamome, *qâqoulla* قَاقَلّ. — Voir le n° 260.

427. Sadar, lotus, *sidr* سِدْر. — Zizyphus Lotus Lam; il y en avait deux espèces : l'une épineuse, عُبْرِي *oubry*; l'autre sans épines, ضَال *dâl*. Le fruit était le نَبَق *nabiq* ou *nabaq*.

428. Sadeb, rue, *sidâb* سداب. — Ruta graveolens L. Cette plante, riche en essence, possède des propriétés emménagogues puissantes. Nous avons déjà

vu une plante voisine, le harmel, être très en honneur chez les Musulmans (n° 2 43).

429. SADERUAM, indéterminé, *sâdarouân* شَادروان.
— Matière tinctoriale inconnue, peut-être lichen (Leclerc). D'après Sérapion l'étymologie de ce nom serait « noir des juges » أَسوَد القُضاة *asouad al-qoudât*, ce que les traducteurs ont rendu par nigrum cadaha (*qâdi* au singulier).

430. SADIANALACH, yeuse, *sindyân* سِندِيان. — Quercus Ilex L.

431. SAFFARGEL, coing, *sifarjal* سِفرجل. — Pirus Cydonia L. Le suc de coings et son rob portaient autrefois le nom de مَيبة *maïba;* chez Mésué le *miva* est un mellite de coing et de vin. On retrouve souvent mention du coing dans les traditions sur la vie de Mahomet; Clément-Mullet en cite plusieurs dans sa traduction d'Ibn al-Aouam, et j'en ai trouvé une chez Najm ad-dyn : « On dit que le Prophète (que Dieu le bénisse et lui donne le salut!) ne connaissait pas le coing. Un jour, un de ses disciples arrive de Damas avec des coings et en donne au Prophète (que Dieu, etc...): aussitôt il en prend dans sa main et dit : « Dieu est grand! ceci réjouit le cœur. » Cette tradition pourrait prouver que Mahomet ne connaissait pas la Syrie et Damas, et que par conséquent ses voyages en Syrie n'auraient pas eu lieu.

432. SAHATER, sariette, *ça'tar* صَعتر. — Satureia Thymbra L.; on écrit aussi avec un س et un ز : *sa'tar,*

za'tar; d'une façon générale, toutes les labiées aromatiques sont des *za'tar*.

433. SAHERADE, souchet odorant, *sou'd* سعد. — Cyperus rotundus L. Les tubercules du Cyperus esculentus, variété voisine, sont recherchés sous le nom de *habb al-'aziz*. — Voir le n° 201.

434. SALCHALHAIETH, peau de serpent, *salkh al-haya* سلخ الحيّة. — Dépouilles épidermiques que les ophidiens abandonnent à chaque mue.

435. SANAG, gomme arabique, *çamgh* صمغ. — Gomme soluble dans l'eau produite par divers acacias, Acacia nilotica DESF., A. Vereck GUIL. et PER., etc. Autrefois exclusivement apportée d'Arabie et d'Égypte, elle arrive maintenant en grande quantité du Sénégal. L'acacia nilotica était le خشاب *sant* des anciens Égyptiens. On a confondu parfois la gomme arabique avec l'acacia (n° 6).

436. SANDAL, santal, *çandal* صندل. — On distingue encore trois variétés de santal: le S. rouge est fourni par le Pterocarpus Santalinus L. f.; il est inodore et ne sert guère qu'en tabletterie et en teinture. Le s. blanc et le s. jaune ou citrin sont fournis par un même arbre, Santalum album L., qui pousse dans l'Inde; la différence de coloration est due à des différences dans l'âge de l'arbre; leur odeur est agréable et due à une essence très employée en médecine. Le s. blanc et le s. citrin sont très recherchés dans leur pays d'origine pour les cérémonies funèbres

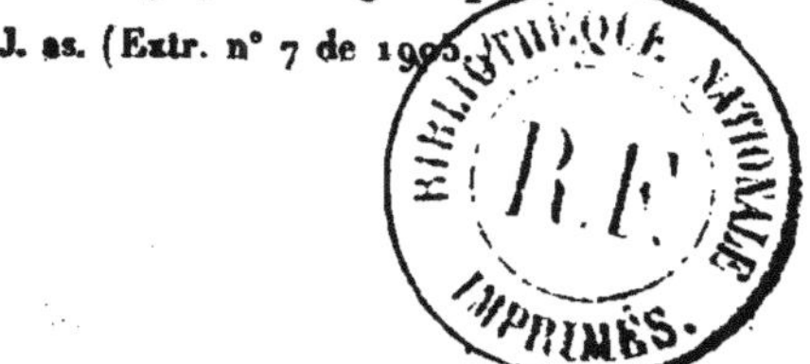

et pour la confection de petits meubles. — Pour Fluckiger et Hanbury, le santal rouge devrait être réuni aux deux autres, et proviendrait des parties les plus colorées du bois.

437. SANIG, gomme arabique, *çamgh* صَمغ. — Voir le n° 435.

438. SANOBAR, pin, *çanaoubar* صَنَوبَر. — Nom générique de tous les pins, mais en particulier, à Beyrouth, le Pinus Pinea L. dont les semences sont comestibles et très employées dans l'alimentation.

439. SARA, arum, *çâra* صَارة. — Voir le n° 346.

440. SARARAC, fiel, *marâra* مرارة. — Contenu de la vésicule biliaire; l'extrait de fiel de bœuf figure encore au Codex et est employé comme cholalogue et stomachique.

441. SARASIE, cerise, *karaz* كَرَز. — Prunus Cerasus L. On donne encore à la cerise le nom de حَبّ المُلُوك *habb al-mouloûk* « grains des rois », nom qui est aussi celui du croton (n° 150).

442. SARAX, fougère, *sarkhas* سَرخَس. — Dans l'article de Sérapion qui n'est qu'une reproduction de celui de Dioscoride, il s'agit de deux plantes : la première est la fougère mâle, Aspidium Filix mas Sw., et la seconde la fougère femelle de Dioscoride et de Théophraste, Θηλυπlερίς, Pteris aquilina L. Cette dernière, dit Théophraste (*Hist. pl.*, ch. 18), est employée contre les « vers larges »; si c'est du tænia

qu'il s'agit, comme il semble, il est curieux de rapprocher l'affirmation de Théophraste (ch. 10), que les Égyptiens, Arabes, Arméniens, Syriens sont en général porteurs de ce parasite; de ce qui se passe de nos jours: le tædia inerme est extrêmement commun en Syrie, et à Beyrouth, en particulier, la viande de mouton est très souvent *farcie* de cysticerques. Dénaturant la pensée du poëte, on peut dire en parlant de cet hôte parasite :

> Qui que tu sois, voici ton maître :
> Il l'est, le fut ou le doit être.

On a donné aussi le nom de *sarkhas* au Ferula Asa-fœtida HOPE; vulgairement la fougère s'appelle خنشار *khounchár*.

443. SARO, cyprès, *sárou* سرو. — Cupressus sempervirens L.

444. SARTAN, écrevisse, *saratân* سَرَطان. — Astacus fluviatilis, ainsi que les divers crabes : Carcinus Mœnas, ou crabe commun, Cancer Pagurus ou crabe tourteau, etc. Les cendres de ces animaux étaient employées contre la phtisie et les hémorragies. On les préparait par calcination en vase clos (Najm ad-dyn, p. 7.). De nos jours, la même croyance populaire se retrouve chez les Musulmans.

445. SATAISCIR, tabachir, *tabáchyr* طباشير. — Concrétions silicieuses qui se forment dans l'entre-nœuds du bambou, Bambusa arundicea WILD., et qu'on emploie encore dans l'Inde. On les obtenait soit mécaniquement, soit en brûlant le bambou ; dans ce cas, elles étaient forcément mélangées de cendres. On a confondu le tabachir avec le sucre de canne. On le falsifiait avec les os de la tête du mouton qu'on brûlait et qu'on découpait en rondelles. Le spodium que Sérapion identifie avec le tabachir était, chez les Grecs un oxyde de zinc impur, et chez les apothicaires du moyen âge, de l'ivoire brûlé : mais, comme dit Symphorien Champier, « j'ay cognu ung serviteur d'apoticaire, lequel me jurait que en toutes les boutiques où il avait demouré, que le spodium... n'estait fait sinon de dents de chien bruslées, ou de sanglier, ou de marbre blanc bruslé... ». Vulgairement *tabáchyr* désigne la craie.

446. Sauf, laine, *çoúf* صوف. — Laine de mouton d'où on tire la lanoline (n° 469).

446 *bis*. Sauich, farine, *saouyq* سويق. — Farine spéciale préparée avec diverses graines. Il y avait le saouyq de graines de grenade, etc.

447. Scahar, cheveux, *cha'r* شعر.

448. Sceb, alun, *chabb* شبّ. — Sous le nom d'alun les anciens groupaient des produits très divers. Avicenne, copiant Dioscoride, cite trois aluns : A. de l'Yémen, A. rond, A. liquide (alumen scissile, rotundum, liquidum de Dioscoride). L'alun de l'Yémen était une sorte d'alunite naturelle, schisteuse ; l'alun rond semble devoir être un alun cristallisé en masse ou fondu ; l'alun liquide était une solution de

sulfate d'alumine plus ou moins pure. On donnait
à l'alun d'Égypte le nom de trichites à cause de son
aspect capillaire. Matthiole dit que le nom d'alun de
plume s'appliquait à l'amiante et non à l'alun. En
tous cas, les trois aluns que nous venons de voir
étaient bien des sels d'alumine. Parmi les produit[s]
qui portaient à tort le nom d'alun, il y avait l'acide
sulfureux, le carbonate de potasse, etc.

449. Scecachul, sécacul, *ichqâqoul* إِشْقَاقِل. —
Malabaila Sekakul Russel (Pastinaca S.); la racine
de cette ombellifère était réputée aphrodisiaque. On
trouve aussi l'orthographe شَشْقَاقِل *chachqâqil*.

450. Scedenegi, hématite, *châdinij* شَادِنِج. —
Variété de minerai de fer, oligiste, sanguine.

451. Scehedenegi, chènevis, *chahdânij* شَهْدَانِج. —
S'écrit aussi شادَنِق *châdaniq*. C'est la graine de
chanvre, Cannabis sativa L., قُنَّب *qounnab*.

452. Scehiterig, fumeterre, *chahtarij* شهتَرِج. —
Fumaria officinalis L.

453. Scehilem, ivraie, *chaïlim* شيلِم. — Loliun
temulentum L.; appelée encore زوان *ziouân*; ce dernier mot s'applique aussi d'une façon générale aux
déchets de blé séparés par vannage.

454. Scexabram, petit basilic, *châhsifrim* شاهِسِفْرِم. —
Ocimum minimum L.

455. Schea, armoise, *chyh* شيح. — Artemisia vulgaris L.; c'est l'identification généralement adoptée, mais, dans le cas présent, il s'agit de l'absinthe marine de Dioscoride, Artemisia maritima L. Fraas fait de *chyh* l'A. judaica L.

456. Scobram, euphorbe pityuse, *choubroum* شبرم. — Euphorbia Pithyusa L., le πιτυοῦσα de Dioscoride.

457. Sebesten, sebeste, *sabistân* سِبِسْتَان. — Drupes du Cordia Myxa L., borraginée, arbre d'Égypte et de Syrie. A maturité ces fruits ont la grosseur d'une cerise et une coloration jaune; après dessiccation ils ont l'aspect de pruneaux. On les employait comme béchiques et laxatifs. De nos jours les sebestes, vulgairement *mouqsaïs* مُقْسَيِس, ne servent plus qu'à préparer une glu nommée دبق *doubq*.

458. Sedef, coquillages, *çadaf* صَدَف. — Coquillages divers rejetés sur le bord de la mer. On les appelle vulgairement صَفَد *çafad*, et on les emploie en ornements pour les harnais. Les *cauris* (Venus Dione) qui servent encore de monnaie dans l'Afrique centrale sont une variété de ces coquillages.

459. Sedig, Malabathrum, *sâdij* سادج. — Le malabathrum ou folium était constitué par les feuilles de divers Cinnamomum; il venait dans le commerce par la voie de Syrie et d'Égypte.

460. **Seitaragi**, grande passerage, *cheytaraj* شيطرج. — Lepidium latifolium L., dont la racine jouissait de la réputation de guérir la rage. Le cresson alénois (n°ˢ 100 et 403) est un Lepidium.

461. **Sel** (inconnu). — Plante inconnue que Sérapion rapproche du Bela, n° 68.

462. **Selche**, cannelle, *salykha* سليخة. — Voir le n° 464.

463. **Seliem**, chou-rave, *chaljam* شلجم. — S'écrit aussi سلجم *saljam*. — Voir le n° 131.

464. **Selycha**, cannelle, *salykha* سليخة. — Cinnamomum zeylanicum Nees. — Voir le n° 141.

465. **Semen**, beurre, *samn* سمن. — Beurre fondu et salé. — Voir le n° 533.

466. **Semsen**, sésame, *simsim* سمسم. — Sesamum orientale L.; d'un emploi courant dans l'alimentation, soit sous forme de graines entières ou décortiquées dont on recouvre certains gâteaux, soit sous forme de pâte fluide obtenue en écrasant à la meule les graines préalablement grillées; cette pâte nommée طحينة *tahyna* sert comme assaisonnement dans la cuisine, ou bien, mélangée à un sirop de sucre très cuit et inverti par du suc de citron et à une décoction de saponaire (n° 130), elle constitue le *halâoua*, nougat national. J'ai publié (*Bull. sc. pharmac.*, mars 1904) une étude sur ce nougat. L'huile de

sésame s'appelle شيرج *chyrij*, vulgairement سارج *sârij*, et est surtout consommée par les Israélites.

467. Sene, séné, *sana* سَنَام. — Cassia angusti-folia Vahl.; les Musulmans l'appellent *sana makka* سنام مَكّة séné de la Mecque.

468. Seneffigi, violette, *banafsaj* بَنَفْسَج. — Viola odorata L.

469. Senfe ratab, suint, *zoûfâ ratba* زوفا رَطبة. — Il y eut confusion chez les anciens entre hyssopus et œsypum (n° 137). Le suint, très employé autrefois, était devenu au xvi° siècle un vieux médicament dont Pierre Coudemberg signalait déjà l'abandon. Il a été remis en honneur, il y a quelques années, sous le nom de « lanoline, suintine ».

470. Serbin, cèdre, *charbyn* شربين. — Cedrus Libani Bar, vulgairement ارز *arz*. Les cèdres ont à peu près complètement disparu du Liban; les quelques arbres qui restent sont protégés par une loi. Par contre il existe en Caramanie de grandes forêts qui fournissent le bois employé sous le nom de *qoûtrany* (n° 321).

471. Shauch, pêche, *khaoukh* خوخ. — Amygdalus persica L.; en Syrie, c'est la prune, tandis que la pêche est دُرَّاق *dourrâq*.

472. Sicle, blette, *silq* سِلق. — Voir le n° 145.

473. Sin, figue, *tyn* تين. — Ficus carica L.

474. STEBULOT, châtaigne, *châhballoût* شاهبَلُّوط.
— Castanea sativa MILL. Vulgairement *kastana*
كَسْتَنا.

475. STES, ongles, *azfâr* أظفار.

476, STEUSIR, opoponax, *jâouchyr* جاوشير. —
Gomme-résine de l'Opoponax Cheironium KOCH; on
attribue aussi à un Heracleum. Il ne faut pas la
confondre avec l'opoponax des parfumeurs, essence
retirée de la gomme-résine du Commiphora Kataf
ENGL., burséracée qui pousse en Arabie et dans
l'Inde.

477. SUCUHA, spina arabica, *choukâ'a* شَكاعام. —
Ἀκανθη ἀραϐικη; on a fait de l'épine arabique Onopordon arabicum L., Cnicus Acarna L., Carduus
leucographus L.; c'est en somme une plante très voisine de l'épine blanche, si ce n'est l'épine blanche
elle-même (n° 65). Daoud al-Antaky dit que le *chaouka 'arabya* شوكة عربية est le *chakâ'a* شكاعام et que cette
dernière est une épine blanche comme le *bâdâouard*,
si ce n'est qu'elle est plus astringente.

478. SUCARAM, ciguë, *choukarân* شوكران. — Voir
le n° 134.

479. SUCH, confection, *soakk* سُكّ. — Voir le
n° 189.

480. SUFFEIRE, rhamnus, *çoufaïra* صفيرام. — Sérapion fait de cette plante un platane; c'est une
erreur. Il y a deux identifications, Rhamnus Ala-

terna L., aussi nommé ʿoud al-qysa, et Cassia So-
phora L.

481. SULT, orge mondé, soult سُلت. — Τράγος
de Dioscoride et Galien. C'est une céréale décortiquée artificiellement, l'olyra, ἔλυρα (Triticum Spelta
L.). Dodonæus (p. 498) en donne, d'après Cassius,
la préparation avec le *froment d'Alexandrie*, qui ne
pouvait être l'épeautre, l'existence de cette céréale en
Égypte étant douteuse d'après de Candolle (p. 291);
c'était peut-être une orge ou le riz. La décortication
se faisait sous l'influence successive de l'eau et du soleil. Le χόνδρος était aussi une céréale décortiquée,
mais en employant le sable ou le plâtre comme
adjuvant.

482. SUMACH, sumac, soummâq سُمَّاق. — Rhus
coriaria L. Les feuilles, riches en tannin, sont employées dans la tannerie. Les fruits, rouges à maturité, sont desséchés au soleil, pulvérisés et employés
comme condiments dans la cuisine arabe; ils pos-
sèdent, en effet, une saveur acide non désagréable.

483. SUMBEL, spicanard, sounboul سُنبُل. — Nard
indien, rhizome recouvert de feuilles radicales de
Valeriana Jatamansi JONES, plante du Népaul. Le
nard celtique était le rhizome de Valeriana celtica L.
Les nards étaient réputés aphrodisiaques.

484. SURUNGEN, hermodacte, souranjân سورنجان.
— Colchicum autumnale L., ou plutôt C. variega-
tum L., qui pousse en Syrie et Asie Mineure. L'her-

modacte, doigts de Mercure, a été aussi attribué à l'Iris tuberosa L. Prosper Alpin (*De Med. Ægypt.*, l. III, chap. xvi) dit que les femmes d'Égypte mangent des hermodactes pour engraisser; ce ne pouvait donc être un colchique, mais plutôt un tubercule d'Orchis, à qui Bauhin rapporte l'Hermodactylus Mesuæ, c'est-à-dire une sorte de salep.

485. Sus, réglisse, *soûs* سُوس. — Glycyrrhiza glabra L.

486. Susen, lis, *soûsan* سوسَن. — Lilium candidum L.

487. Susen Asmeni Iuni, iris, *sousân asmânjoûny* سوسن اسْمَانجُولي. — Iris florentina L., dont la racine s'appelle يريسام *yrisa*.

488. Tahaled, lentille d'eau, *tahlab* طحلب. — Lemna minor L.

489. Talisfar, macer, *tâlysfar* طاليسفر. — Sérapion confond le macer avec le macis (83); le macer n'est pas encore déterminé; c'était une écorce astringente, peut-être celle du tronc du cannelier. A. Costa dit que cette écorce est employée en Chine contre les dysenteries. Dalechamps déclare n'avoir jamais vu le macer.

490. Talsam, telline, *dallynas* دَلِينس. — Mollusques lamellibranches, à coquilles délicates, dont il existe un grand nombre d'espèces. M. Sylvaticus

a fait de *talsam*, *calsam*, nom de Suez (قلزم *qalzam*) d'où venaient ces coquillages.

491. TAMARINDI, tamarin, *tamr hindy* تمر هندي. — Tamarindus indica L., grand arbre de l'Afrique tropicale, qui semble originaire de l'Inde. Il fut introduit au Mexique et au Brésil par les Espagnols Ses gousses renferment une pulpe acide; la drogu du commerce est constituée par les gousses dépou vues de la partie la plus externe du péricarpe. semble que ce soit aux médecins arabes qu'on doiv attribuer son introduction en Europe. Plateariu (Circa instans) l'appelle *oxi fenixia* et *dactilus indi cus* (ὀξυφοινικα). Le nom arabe signifie « datte in dienne ». S'appelle encore حومر *haoumar* et صبار *çou bâr* : ce dernier, à Beyrouth, est le nom du figuiei de Barbarie, Opuntia Ficus indica MILL, très com mun et dont les fruits juteux sont assez recherchés.

492. TAPSIA, thapsia, *çafsya* تَفسِياء. — Thapsia garganica L. La racine de cette plante renferme une résine jouissant de propriétés rubéfiantes et même vésicantes, qui la font employer comme révulsif sous forme de sparadrap. On récolte cette racine surtout en Algérie, où la plante porte les noms de درياس *di-ryâs*, ادريس *adrys*, et surtout de بو نافع *bou nâfa'*, nom qu'elle doit à sa réputation de panacée universelle; son emploi à l'intérieur n'est pourtant pas sans danger. On trouve parfois encore le nom de ينتون *yan toûn*. On peut substituer au thapsia les racines du T. villosa L., tout aussi actif d'après M. Heckel.

493. TARFA, tamaris, *tarfa* طرفاء — Tamarix gallica L., petit arbuste très commun sur le littoral de la Méditerranée.

494. TARMOS, lupin, *tourmoas* ترمُس. — Lupinus Termis Forsk., voisin du L. albus L. Un lupin sauvage, L. digitatus Forsk., est commun dans les champs. Le lupin rentre dans l'alimentation des classes pauvres, mais ne devient comestible qu'après avoir perdu son amertume; pour cela, on le laisse macérer pendant plusieurs jours dans de l'eau fréquemment renouvelée.

495. TATARICH, satyrion, *qâtal akhyi* قاتل اخيه. — Voir le n° 196.

496. TEN CHIMOLEA, terre cimolée, *tyn qymoûlya* طين قيمولياء. — La terre cimolée venait de l'île de Cimole. On croit que c'était une craie; mais la facilité avec laquelle elle se délayait dans l'eau en ferait plutôt une argile.

497. TERENIABIN, manne, *taranjoubyn* ترنجبين. — Manne produite par Alhagi Maurorum Tourn. — Voir le n° 360.

498. TERI ARMENI, terre d'Arménie, *tyn armany* طين ارمني. — Bol d'Arménie, argile ferrugineuse encore inscrite au Codex, mais qui est complètement inusitée. Il ne faut pas confondre la terre d'Arménie avec la « pierre » du même nom; cette dernière était un carbonate de cuivre naturel, l'azur

rite « cendre bleue de montagne ». Les Arabes ont parfois confondu l'azurite avec le lapis-lazuli.

499. Teri machtim, terre sigillée, *tyn makhtoum* طين مختوم. — Argile ferrugineuse, très célèbre autrefois, et qui venait de l'île de Lemnos. Elle arrivait dans le commerce sous forme de pastilles portant l'empreinte d'un cachet avec l'image de Diane ou d'une chèvre. A partir de l'occupation musulmane l'image de Diane fit place à une simple inscription arabe *tyn makhtoum*, dont Pierre Belon nous a laissé diverses figures. La terre sigillée figure encore dans la thériaque.

500. Thaleb, renard, *ṣaʿlab* ثعلب. — Canis Vulpes. L'huile de renard, dont on trouve la formule dans le Grabadin de Mésué, était employée contre la goutte, les rhumatismes. On la préparait en faisant cuire un renard entier, sauf les intestins, avec de l'eau et de l'huile jusqu'à vaporisation complète de l'eau. Lemery donne encore la formule de l'huile de renard entre celle de l'huile d'hirondelles et celle de l'huile de petits chiens.

501. Thartaf, hirondelle, *khouttâf* خطّاف. — Hirundo. Le nom vulgaire est سنونو *sounounou* ou سنونية *snounya*. On connaît la croyance ancienne que la fiente d'hirondelle rendait aveugle (*Tobie*, chap. II, v. 11); l'« herbe aux hirondelles » حشيشة الخطاطيف est notre Chelidonium majus L., encore employé dans la médecine populaire contre les maladies d'yeux.

502. Thaxthax, pavot, *khachkhâch* خشخاش. — Papaver somniferum L. Le latex du pavot noir, desséché, constitue l'opium, افيون *afyoûn*. Le pavot cornu, Chelidonium glaucium L. ou C. corniculatum L., مامِيثَا *mâmyça* (359), était employé contre les maladies d'yeux. La grande chélidoine, l'herbe aux hirondelles (501), appelée aussi ذو لخطاطيف *dou alkhatâlif*, عروق صُفر *ʻourouq çoufr* (racines jaunes), est encore usitée. Quant au *mâmyrân* ماميران, vulgairement *marmyrân* مرميران, qu'on a confondu avec la chélidoine, il est formé de petites racines de la grosseur d'un tuyau de plume, de 3 à 4 centimètres de long, souvent réunies sur une souche centrale un peu plus grosse, et parfois encore munies de racines filiformes. La couleur est jaune brunâtre sale, la section d'un jaune d'or vif. Cette drogue, qui arrive de l'Inde, est fournie par le Coptis Teeta Wallich.

503. Thead, torpille, *raʻâd* رَعاد. — Torpedo marmorata « torpille marbrée ». Poisson muni d'un appareil électrique au moyen duquel il étourdit les autres poissons. Les anciens appliquaient les décharges électriques de la torpille au traitement des céphalalgies : *Nihil novum.... !*

504. Thel, chiendent, *syl* ثيل : — Voir le n° 396.

505. Tincar, borax, *tankâr* تَنكار. — Borate de soude, variété de *baouraq* (n° 61). On trouve aussi تِنكال *tinkâl*, nom qu'on a donné au borax naturel.

Le borax, dissolvant les oxydes minéraux, est employé pour la soudure; de là la confusion faite parfois du *tinkâl* avec le chrysocolle, لزاق الذّهب *lizâq
ad-dahab*.

506. Tubel, battitures, *toubâl* توبال. — Écailles
d'oxyde qui se forment pendant qu'on forge le fer.

507. Tuffa, pomme, *touffâh* تفّاح. — Pirus Ma-
lus L.

508. Turbith, turbith, *tourbad* تربد. — Sérapion parle de deux produits au moins : le premier
est le *tripolion* de Dioscoride, Plumbago europæa L.,
ou Dentelaire (?); le second est notre turbith, Convolvulus Turpethum L., dont la racine contient une
résine purgative et qui fut introduit en médecine
par les Arabes; la racine, privée de sa partie centrale
portait le nom de turbith creux. On donne le nom
de turbith blanc à une plante du Midi, le séné de
Provence, Globularia Alypum L.

509. Turungen, mélisse, *tourounjân* ترنجان. —
Voir le n° 64. Vulgairement *malysa*.

510. Tut, mûrier, *toût* توت. — Morus alba L.,
mûrier blanc, le premier connu; plus tard le même
nom fut donné au mûrier noir, M. nigra L. En
Syrie, *toût* est spécialement le mûrier blanc; le mûrier noir porte le nom de *toût châmy*, *toût çaïfy*,
mûrier de Damas ou d'été, par opposition au mûrier
blanc qui donne ses feuilles de meilleure heure. On

établit même une différence entre le mûrier de Damas et le mûrier d'été : les fruits du premier, sans doute greffé, sont plus gros et plus doux que ceux du second qui serait une sorte sauvage. Les mûres portent le nom de *kabch* كبش, كبوش *kouboâch* au pluriel. Le mûrier blanc est cultivé au Liban pour la nourriture des vers à soie. Les feuilles ne sont pas récoltées une à une, on coupe toute la branche. Après cette récolte, il y a une seconde poussée de feuilles qu'on emploie pour l'engraissement des moutons dits معلوف *ma'loûf*, feuilles qu'on nomme تشارين *tachâryn*, nom dérivé de celui du mois d'octobre تِشْرين *tichryn al-aoûal*. Les feuilles et les débris laissés par les vers portent le nom de جِزّة *jizza*; on les met de côté pour la nourriture des bestiaux pendant l'hiver.

511. TUTHIA, tutie, *toûtya* توتيام. — La tutie des anciens était, en principe, de l'oxyde de zinc, ou pompholix, qui prend naissance chaque fois qu'on fond du zinc à l'air. Mais, à côté de ce produit, on employait sous le même nom des scories diverses formées d'un mélange de zinc et de cuivre, et des minerais de cuivre. De nos jours le mot *toûtya* s'applique à deux sortes de produits : le zinc métallique d'une part, et de l'autre l'oxyde de zinc employé en collyre; par extension on donne ce nom à divers collyres minéraux. C'est ainsi qu'on se sert de la tutie blanche ou oxyde de zinc, de la tutie bleue ou sulfate de cuivre, et de la tutie rouge. Cette dernière, usitée

seulement en Égypte, est, d'après mon analyse, un
oxydule de cuivre fondu (*Bull. sc. pharm.*, janv. 1902).
On donne aussi le nom de *toútya* aux oursins (Echi-
nus, Psammechinus) comestibles.

512. UAEG, acore, *ouajj* وَجّ. — Acorus Calamus L.; semble devoir être identifié avec le Calamus aromaticus (248); les deux drogues étaient
autrefois différenciées à cause de leurs origines géo-
graphiques.

513. UEGEM, chiendent, *najm* نَجم. — Voir le
n° 396.

514. URAITH, ortie, *qoarraïs* قرّيس. — Voir le
n° 272.

515. USNEN, soude, *ouchnân* أُشنَان. — Variété de
Salsola, peut-être S. Kali L.

516. UXAHAM, graisse, *chahm* شَحم. — Il s'agit de
la graisse des animaux. De nos jours, la graisse de
queue de mouton, très employée dans la cuisine
arabe, porte le nom de *alya*. Le tissu adipeux qui
forme la queue des moutons de Syrie arrive à peser
7 et 8 kilogrammes.

517. VESME, pastel, *ouasma* وَسمَة. — Voir le
n° 157.

518. VIRZ, matière tinctoriale, *ouars* وَرس. —
Sous ce nom on a compris plusieurs substances teignant directement les étoffes en jaune : Memecylon

tinctorium WILLD, plante de l'Inde; Curcuma longa L., etc. Une interprétation plus probable serait peut-être d'y voir le *kamala*, Rottlera tinctoria. ROXBGH, (n° 3o3).

519. XAHAER, orge, *cha'ir* شعير. — Hordeum vulgare L. L'eau d'orge jouait un rôle considérable dans la thérapeutique ancienne; c'était la πτισάνη, décoction d'orge, d'où notre nom *tisane*, pour la confection de laquelle il y avait des règles précises; nous retrouvons trace de ces règles chez Mésué, fol. 182. L'importance de cette tisane n'était pas imaginaire; car elle renferme non seulement de l'amidon, mais encore du gluten, et une quantité notable de phosphates; ce n'est donc pas une simple boisson émolliente, mais presque un aliment.

520. XAIER ALMARIEN, romarin, *chajar maryam* شجر مريم. — Rosmarinus officinalis L., le libanotis de Dioscoride. Il porte encore les noms de اكليل *iklyl al-jabal* (n° 170), أكليل النفساء *iklyl an-nafasa* (n° 28), couronne de la montagne, couronne de l'accouchée. De nos jours, il porte le nom de 'abaoutran ou plus souvent de حصالبان *haçâlbân*. Il fut confondu avec le cardamome, et on trouve une trace de cette confusion dans Sérapion, qui dit : « arbor Mariæ, et est cachola ».

521. XAMIN, nigelle, *choûnyz* شونيز. — Nigella sativa L., ou peut-être encore N. arvensis L. et N. stellaris Boiss. La nigelle est cultivée en Egypte, à

Damas, etc., pour sa graine, qui porte les noms de « graine noire » حبّة السّودا *habba as-saouda*, de « graine bénie » حبّة البَرَكة *habba al-baraka*. On l'emploie comme condiment; elle possède en effet une saveur aromatique. On en retire aussi une très petite quantité d'huile, qu'on emploie en frictions contre les rhumatismes. En Syrie, c'est le nom *habba al-baraka* qui est employé, tandis qu'en Égypte, c'est celui de *habba as-saouda;* ce dernier nom est donné aussi aux graines de Cassia Absus L., connu encore sous les noms de ششم *chichm* et de كحل السّودان *koahl as-saoudân*. Cette graine est citée par Leclerc, qui en a ignoré la nature, aux nᵒˢ 291 بشمة *bachma*, 415 تشميزج *tachmyzaj*, 486 جشمك *jachmak*. On l'emploie en collyre contre l'ophtalmie purulente; son action serait due à une toxalbumine.

522. XAUSER, euphorbe, *yatou*' ينوع. — Il s'agit ici des sept variétés d'euphorbes, décrites par Dioscoride, et en outre, de plantes laticifères non euphorbiacées. D'une façon générale, les euphorbes portent le nom de *yatou*' ou de لاغية *lâghya;* le nom vulgaire à Beyrouth est *halyb al boûm* « lait de hibou » حليب البُوم. L'identification du nom de Sérapion a été difficile, pourtant je crois que l'origine est bien *yatou*', car j'ai trouvé chez M. Sylvaticus, un maître en fait d'erreurs, les versions *yetua* et *xencua* pour l'euphorbe; et de ce dernier nom à *xauser*, le passage est facile en caractères gothiques.

5₂3. X**EBETH**, aneth, *chibiç* شِبِت. — Anethum graveolens L.

5₂4. X**ERBIN**, cèdre, *charbyn* شربين. — Voir le n° 470.

5₂5. Y**ABROHACH**, mandragore, *yabroûh* يبروح. — Voir le n° ₂76.

5₂6. Y**ASACH ALCUR**, crasse des bains, *ouasakh al-kour* وَسخ الكور. — Crasse qui surnageait sur l'eau des bains publics et qui était riche en corps gras et surtout en huile à cause de l'habitude qu'avaient les anciens de s'oindre le corps d'huile soit pour la lutte, soit pour les bains de soleil; une fois aux bains, un esclave raclait le corps avec le *strigilis*, et le mélange de corps gras, de sueur et de poussière tombait dans la piscine.

5₂7. Z**ABARGED**, émeraude, *zabarjad* زبرجد. — Voir le n° 1₂9.

5₂8. Z**AHAFARAN**, safran, *za'farân* زعفران. — Stigmates de la fleur du Crocus sativus L., toujours employé comme excitant et emménaguogue. Le laudanum de Sydenham lui doit une partie de ses propriétés.

5₂9. Z**AIBAR**, mercure, *zaïbaq* زيبق. — Les anciens n'employaient pas le mercure à l'intérieur; ils le réservaient pour l'extérieur comme parasiticide.

530. ZANBACH, jasmin, *zanbaq* زنبق. — Voir le
n° 290.

531. ZARAUND, aristoloche, *zaráouand* زراوند. —
Aristolochia longa et rotunda L., parfois employées
encore comme emménagogues. L'origine de leur nom
réside d'ailleurs dans les propriétés de la plante,
ἄριστος λοχεία. A ce groupe appartient la Serpentaire
de Virginie, A. Serpentaria L., employée parfois
comme tonique et sudorifique.

532. ZAROR, azerole, *za'roûr* زعرور. — Cratægus
Azarolus L.

533. ZEBED, beurre, *zoubd* زبد. — Beurre de
vache ou de brebis frais, surtout consommé par les
Européens; les indigènes préfèrent le beurre de
brebis fondu et salé, سمن *saman*, vulgairement *samné*,
qui est outrageusement falsifié par addition de graisse
de mouton.

534. ZEBETH ALBAHAR, polypiers, *zoubd al-bahr*
زبد البحر. — Mélange de polypiers, algues, etc.,
rejetés par la mer. Forskal donne le sens plus limité
d'« os de seiche » (Sepia officinalis), sens qu'il a conservé. Ce que nous appelons maintenant « écume de
mer » est un silicate de magnésie hydraté, la ma-
gnésite, dont on fait des pipes, des porte-cigares, etc.

535. ZEG, vitriol, *zâj* زاج. — On désigne sous
ce nom les sulfates de fer, de zinc, de cuivre; on les
distingue respectivement par les qualificatifs de vert,

blanc et bleu. Le premier porte encore le nom de
sdj al-asâkifa « vitriol des cordonniers » السكافة.

536. ZEIDE, suros, *zâid* زائد. — Littéralement :
« excès, surplus »; dans ce cas particulier, ce sont les
suros ou tares dures des chevaux.

537. ZERZIR, scinque, *saqanqoûr* سَقَنْقُور. — Je
ne vois pas d'autre origine que celle-là. Le scinque,
Scincus officinalis, vit en Égypte et en Syrie. Il jouit
aussi auprès des Musulmans de la réputation d'être
aphrodisiaque, et on le trouve encore, desséché,
chez les droguistes arabes. On prononce plutôt *isqan-
qoûr* إِسْقَنْقُور.

538. ZEUEN, ivraie, *ziouân* زِوان. — Voir le
n° 453.

539. ZINIAR, verdet, *zinjâr* زنجار. — Acétate ba-
sique de cuivre obtenu par action directe du vinaigre
sur le cuivre. Dans le Midi, on s'adresse au marc de
raisin qui contient encore de l'alcool; par oxydation,
celui-ci donne de l'acide acétique qui attaque le
cuivre.

540. ZIRE, colle, *ghira* غري. — Colle forte et
colle de poisson (ichthyocolle).

541. ZUCHAR, sucre, *soukkar* سُكَّر. — Fourni par
le Saccharum officinarum L. Il portait différents
noms : *soukkar* سُكَّر الطَّبَرْزَد *soukkar at-tabarzad*, قَنَد
qand (d'où candi) qui étaient des sucres cristallisés;

une sorte supérieure portait le nom de *soulaïmania*.
Le فانيد *fânyd* (d'où pénide) était un sucre tors. Le
sucre d'asclépiade, سُكَّر العُشَر *soukkar al-'ouchar*, était
une manne produite par l'Asclepia procera L.

542. Zufaizef, jujube, *zoufaïzaf* زفيزف. — Voir
le n° 271.

543. Zugegi, verre, *zoujâj* زجاج. — Sérapion
classe le cristal de roche, بَلّور *balloâr*, parmi les
verres. Le cristal est de la silice pure cristallisée. Ce
que nous appelons aussi cristal, à notre époque, est
un verre à base de plomb.

544. Zurumbeth, zédoaire, *zarounbâd* زرنباد. —
Curcuma Zedoaria Roscoe (C. Zerumbet Roxbg.).
Le zerumbet des anciens était fourni par les rhizomes
ronds du zédoaire, et peut-être aussi par le Zingiber
Zerumbet Roscoe qui a des rhizomes ronds.

BIBLIOGRAPHIE.

Abd-Allatif, Relation de l'Égypte, traduction de Sacy. —
Paris, 1810.

Abou'l-Mana ibn Abi Naçr, dit Cohen al 'Attar, Manhâj
ad-doukkân, texte arabe, manuscrit in-fol.

Abulcasis, Liber servitoris, trad. Simon Januensis. —
Venise, 1562.

Alpin (Prosper), De medicina Ægyptorum. — Venise,
1591.

Alpin (Prosper), De plantis Ægypti, de Balsamo. — Venise, 1592.

AVICENNE, Canons, texte arabe. — Rome, 1593.

BAUHIN (Caspar), Pinax theatri botanici. — Bâle, 1671.

BELON (Pierre), Les observations de plusieurs singularitez, trouvées en Grèce, Asie, Judée, Égypte, Arabie, etc. — Paris, 1553.

CANDOLLE (A. DE), Origine des plantes cultivées. — Paris, 1883.

CHAMPIER (Symphorien), Le myrouel des appothiquaires et pharmacopoles, édité par le D' P. Dorveaux. — Paris, 1894.

CLÉMENT-MULLET, Essai sur la minéralogie arabe. — Paris, 1868.

COLIN (Sébastien), Déclaration des abuz et tromperies que font les apoticaires, par Lisset Benancio, édité par le D' P. Dorveaux. — Paris, 1901.

CORDUS (Valerius), Le guidon des apoticaires, trad. P. Coudemberg. — Paris, 1572.

COSTA (Christophori A.), Aromatum et medicamentorum in orientali India nascentium liber, trad. latine de Clusius. — Anvers, 1582.

DALECHAMPS, Histoire générale des plantes, édition Desmoulins. — Lyon, 1653.

DAOUD AL-ANTAKY, Tazkira aoùly al-albâb, texte arabe, 3 vol. — Adoua, 1281 H.

DIOSCORIDE, De medicinali materia, trad. latine de Ruellius. — Lyon, 1552.

DODONAEUS (Remb.), Stirpium historiae pemptades sex. — Anvers, 1616.

FORSKAL, Flora ægyptiaco-arabica. — Haun, 1775.

GALIEN, De simplicium medicamentarum facultatibus. — Lyon, 1547.

HOUDAS, Alchimistes arabes, texte et traduction, dans «La chimie au moyen âge» de Berthelot. — Paris, 1893.

IBN AL-AOUAM, Le livre de l'agriculture, trad. Clément-Mullet. — Paris, 1864-1867.

IBN AL-BAÏTAR, Traité des simples, trad. Leclerc. — Paris, 1877-1883.

LECLERC, Histoire de la médecine arabe. — Paris, 1876.

LEMERY, Pharmacopée universelle. — Paris, 1754.

LESPLEIGNEY (Thibault), Promptuaire des médecines simples en rithme joieuse, édité par le D' P. Dorveaux. — Paris, 1899.

MATTHIOLE, Les commentaires de Dioscoride, trad. Du Pinet. — Lyon, 1556.

MESUAE, Opera quae extant omnia. — Venise, 1562.

MONARDES (Nicolas), Histoire des simples médicaments apportés de l'Amérique, trad. Ant. Colin. — Lyon, 1619.

NAJM AD-DYN MAHMOUD, Le livre de l'art du traitement, texte, trad., glossaires, par le D' P. Guigues. — Beyrouth, 1903.

SPRENGEL, Historia rei herbariae. — Amsterdam, 1807-1808.

SPRENGEL, Histoire de la médecine, trad. Jourdan. — Paris, 1815-1820.

SYLVATICUS (Matthaeus), Pandectarum opus. — Venise, 1523.

THEOPHRASTE, De historia et causis plantarum, édit. Schneider. — Leipzig, 1821.

INDEX.

INDEX ARABE.

www.ingramcontent.com/pod-product-compliance
Lightning Source LLC
LaVergne TN
LVHW020657200726
843508LV00002B/806